Weibliche Lust
ohne Tabus

DR. MED. VERENA
BREITENBACH

Weibliche Lust ohne Tabus

KÖSEL

MIX
Papier aus verantwortungsvollen Quellen
FSC® C014496

Verlagsgruppe Random House FSC® N001967
Das für dieses Buch verwendete FSC®-zertifizierte Papier *Munken Premium*
liefert Arctic Paper Munkedals AB, Schweden.

Umschlag: Weiss Werkstatt, München
Umschlagmotiv und Ausschnitte im Inhalt: Shutterstock/© Conrado
Text: Annette König, München
Druck und Bindung: GGP Media GmbH, Pößneck
Printed in Germany
ISBN 978-3-466-34585-4

www.koesel.de

ALL YOU NEED IS LOVE

THE BEATLES

FÜR MEINE TOCHTER EVA-MARIA,

MEINE PATIENTINNEN

UND LESERINNEN

MÖGE DAS BUCH SIE IN IHRER

WEIBLICHEN KRAFT BESTÄRKEN

Inhalt

Einführung

(bitte nicht missverstehen!)

Leben nach dem Lustprinzip!

Hand aufs Herz: Leben Sie nach dem Lustprinzip? Wenn nicht, dann sollten Sie jetzt gleich damit anfangen. Und seien Sie beruhigt: Dieses ist keines jener Aufklärungsbücher, die Sex auf rein wissenschaftliche Funktionen reduzieren, kein »Liebestöter«, der uns vorschreiben will, wonach uns gerade ist, kein soziales Dossier, das kluge Strategien vorgibt, und auch kein Psychoratgeber, der uns einredet, was bei uns möglicherweise alles nicht stimmt. Lust wird nicht von langer Hand geplant. Über sie wird nie demokratisch entschieden. Und über sie lässt sich auch nicht neutral und objektiv urteilen. Lust ist spontan, subjektiv und sexy. Man kann ihr nachgeben, es aber auch lassen. Denn auch die Unlust gehört zum Lustprinzip. Oder würden Sie etwas essen, wenn Sie keinen Appetit haben?

Damit aus Lust kein Frust wird, kann es nicht schaden, ein paar Dinge darüber zu wissen: wie der eigene Körper funktioniert, wodurch Lust ausgelöst wird und wie sie sich erfüllt. Denn sie ist viel mehr als bloßer Instinkt. Dabei spielt es durchaus eine Rolle, ob die viel zitierte »Chemie« stimmt, aber es geht auch um biologische Rhythmen, individuelle Lebenssituationen, ganz privates »Kopfkino« und um die ganz normale Realität, wenn die Bedürfnisse des Partners nicht unbedingt synchron zu den eigenen verlaufen oder man sich einfach mal selbst ganz neu erfinden will.

Die einen Forscher behaupten, 90 % aller sexuellen Motivationen hätten einen psychologischen Hintergrund. Die anderen sagen, 90 % seien organisch bzw. biochemisch begründet. Das bedeutet nichts anderes, als dass auch die Wissenschaft bei der Erforschung des Lustprinzips immer noch im Dunklen tappt. Zwar ist das physiologische Geschehen beim Sex ganz gut erkundet. So ist beispielsweise bekannt, dass Sensoren in der Haut und an den Geschlechtsorganen bei Berührung Impulse an die Großhirnrinde weiterleiten, die wiederum im limbischen System das Emotions- und Belohnungszentrum mobilisieren. Doch wie Lust auf Sex entsteht, wo die Begierde beginnt, wie sie funktioniert, sich »fortpflanzt« und warum sie plötzlich enden kann, weiß so genau noch niemand. Und darum gibt es für die Lust (zum Glück) auch keinen wissenschaftlichen »Generalplan«. Denn sie ist ganz und gar individuell, und bei ihr bestätigen Ausnahmen jede Regel. In diesem Buch erfahren Sie mehr über die Grundprinzipien der Lust und entdecken die Möglichkeiten, etwas daraus zu machen.

»Durch die Leidenschaft lebt der Mensch,
durch Vernunft existiert er bloß.«
Nicolas Chanfort

In meiner langjährigen Praxis als Gynäkologin, Beraterin in Sexualsprechstunden und bei Vorträgen und Seminaren sowie als Expertin in TV-Sendungen und für Lifestylemagazine, bin ich für viele Frauen so etwas wie eine kompetente, intime Freundin geworden, eine »Busenfreundin«, wenn man so will. Als Frau, Gynäkologin und Sexualberaterin ist mir nichts fremd, was weibliche Motivationen, sexuelle Befindlichkeiten, besondere Lebenssituationen oder gesundheitliche Krisen angeht. Egal, wohin das Leben uns treibt, Lust ist ein wichtiger Motor und eine entscheidende Motivation. Bei vielen meiner Patientinnen geht es nicht nur um sexuelle Befindlichkeiten in besonderen Lebensphasen, um gesundheitliche Krisen oder extreme Lebenssituationen, sondern in den meisten Fällen darum, wie man die Erotik im Alltag retten kann (auch wenn sie bisher noch nicht Teil des UNESCO Weltkultur-Erbes ist ☺) und seinem ganz normalen Leben einen Lustgewinn abtrotzen kann. Denn: Lust sorgt nicht nur für erotische Erfüllung, sondern tut auch dem gesamten Organismus gut.

Die wichtigste Message: Niemand muss etwas tun, was er nicht will! Egal, was der Partner verlangt: »Nein sagen« darf jeder. Und trotzdem darf man auch »Ja« sagen zu erotischen Eskapaden, die man bisher vielleicht tabuisiert hat. Entscheidend ist, sich selbst, den eigenen Körper, seine Funktionen, Reaktionen und die ureigensten Bedürfnisse ganz genau zu kennen. Wir sind moderne Menschen, die im 21. Jahrhundert leben, für die Sex-Spielzeuge, Seitensprünge, Swingerclubs und Sado-Maso-Szenarien keine Tabus mehr sind. Aber eines hat sich seit Marcel Prousts *Auf der Suche nach der verlorenen Zeit* nicht wirklich verändert: »Wir haben von unserem eigenen Körper, in dem unaufhörlich so viele Unlust- und Lustgefühle zusammenströmen, keine so klar umrissene Vorstellung wie von einem Baum oder einem Haus oder einem Vorübergehenden.«

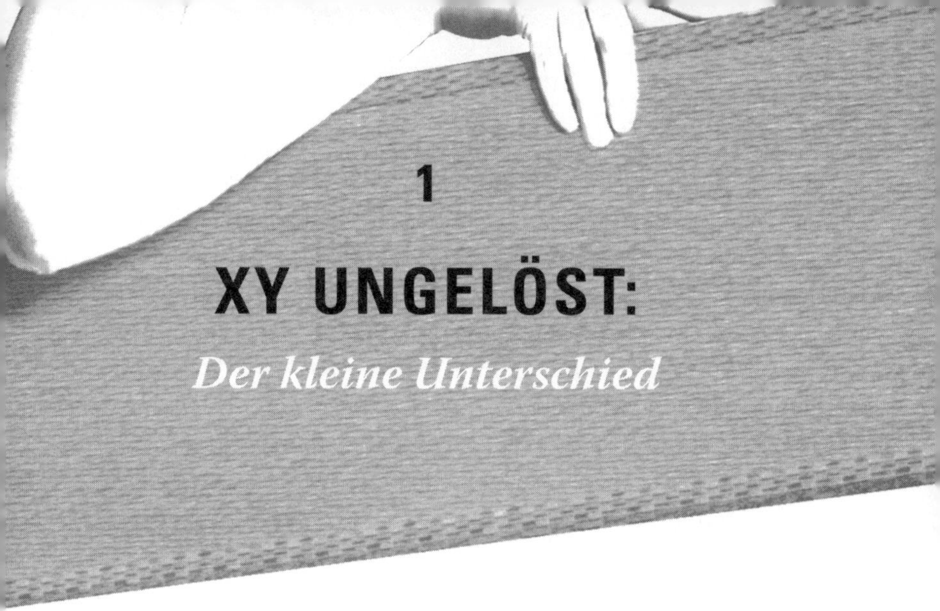

1 XY UNGELÖST:

Der kleine Unterschied

Mit Demokratie hat das nichts zu tun

Ob wir wollen oder nicht: Wir werden von der Schöpfung festgelegt, lange bevor wir eigene Entscheidungen treffen können. Das Drama beginnt schon, wenn wir – unschuldig und nichts Böses ahnend – als Embryo im Mutterleib umherstrampeln: In jeder unserer Zellen hat sich da schon entschieden, ob wir in Zukunft dafür gescholten werden, dass wir nicht zuhören oder dafür, dass wir nicht einparken können. Wir werden unfreiwillig dazu bestimmt, entweder aggressive Machos oder intrigante Zicken zu werden. Es wird festgelegt, ob wir eher Lust auf ein Rumpsteak oder auf Petit Fours haben. Und bevor wir geboren werden, steht schon fest, wer zeugt und wer gebiert. Das muss man sich einmal vorstellen …! Mit Demokratie hat das jedenfalls nichts zu tun. Es handelt sich dabei lediglich um eine heimtückische Eigenmächtigkeit der Biochemie, die da autokratisch bestimmt: Aus zwei X-Chromosomen entsteht ein Mädchen, aus einem X- und einem Y-Chromosom ein Junge. Basta! Keine Diskussionen!

Und das funktioniert so: Außer den roten Blutkörperchen enthält jede Zelle des menschlichen Körpers einen Zellkern. In jedem Zellkern befinden sich fadenförmige Chromosomen in unterschiedlichen Längen, in denen das Erbgut gespeichert ist. Chromosomen bestehen aus der sogenannten DNS, der Desoxyribonukleinsäure. Der gesunde Mensch hat 46 Chromosomen, die Paare bilden. 22 Paare davon sind identisch. Nur das 23. Paar kann verschieden sein. Und ausgerechnet das bestimmt über unser Geschlecht bzw. über unser zukünftiges Paarverhalten. Das entbehrt nicht einer gewissen Ironie des Schicksals, oder? Die Frau hat pro Zelle zwei X-Chromosomen, der Mann ein X- und ein Y-Chromosom. Oder sollte man sagen, dass bei ihm lediglich ein Ast vom zweiten X abgebrochen ist? Graf Fito (ein deutscher Gebrauchsphilosoph, der eigentlich Klaus Klages hieß) hat schon 1938 in frappierender Selbsterkenntnis gesagt: »Der Mann ist lediglich das Ergebnis eines verkrüppelten Chromosoms.« Und Philosophen fragen sich seit jeher, ob der fehlende »Ast« am X den Mann zum wahren, schwachen Geschlecht macht, oder ob es sich bei ihm eigentlich um eine unvollkommene Frau handelt. Doch das steht auf einem anderen Blatt.

Tatsache ist, dass dieser »kleine Unterschied« (und kleiner geht es kaum) fürderhin unser ganzes Leben bestimmt. Und auch der berühmte emanzipatorische Satz von Simone de Beauvoir »Man wird nicht als Frau geboren, man wird es« scheint in diesem Zusammenhang von den biologischen Tatsachen ad absurdum geführt. Aber vielleicht ist genau diese winzige Diskrepanz zwischen dem einzigen Chromosomenpaar, das Mann und Frau unterscheidet, auch der Ur-Grund für das ewige Bedürfnis, sich begehren und ablehnen, sich streiten und versöhnen, sich trennen und ergänzen, sich hassen und lieben zu wollen. Die DNS ist schlau: Sie hat uns damit das Lustprinzip quasi schon in die Wiege gelegt.

Gleichheit? Wer will das schon?

Der biologische Unterschied des Chromosomenaufbaus sorgt dafür, dass Männer und Frauen sich zeitlebens damit abmühen, sich gleichzeitig zu ergänzen und voneinander unterscheiden zu wollen. Darin liegt einerseits viel Leid, andererseits aber auch viel Lust. Und es macht diesen ganz besonderen Reiz aus, der nicht nur unsere Erotik bestimmt, sondern auch den normalen Alltag, das berufliche Leben und das soziale Verhalten. Möchten Sie vielleicht Ihrem Lebensgefährten den Stuhl im Restaurant zurechtrücken? Halten Sie ihm die Autotür auf? Oder trägt er vielleicht spitzenbesetzte Dessous und trainiert seinen Beckenboden beim Aerial Yoga? Wahrscheinlich eher nicht. Zugegeben, das sind Klischees. Aber es ist auch viel Wahres dran. Denn tatsächlich sind die Interessen, Fähigkeiten und Bedürfnisse von Männern und Frauen nachweislich sehr unterschiedlich. Und zwar ganz unabhängig von der Erziehung und gesellschaftlichen Rollenmustern.

»Frauen lernen schnell und Männer glauben, sie wüssten schon alles«, besagt ein Sprichwort. Evolutionsbiologische Forschungen behaupten, Frauen seien emotionaler, weil ihr Körper ihnen das diktiere, während dies die Männer dazu befähige, abstrakter zu denken. Nach den Erkenntnissen der Gen-Forschung sind Frauen weniger suchtgefährdet als Männer, begehen seltener Selbstmord, ertragen Schmerzen und Stress besser und bringen beim Lernen in der Schule oder während des Studiums im Durchschnitt bessere Leistungen als Männer. Das hat wohl damit zu tun, dass das X-Chromosom, das bei den Frauen doppelt vorhanden ist, auch starken Einfluss auf die Intelligenzentwicklung hat. Das heißt jedoch nicht unbedingt, dass Frauen klüger wären. Zwar ist geistige Minderbegabung bei Männern häufiger anzutreffen als bei Frauen (vielleicht weil Defekte von keinem zweiten X-Chromosom aufgefangen werden), gleichzeitig aber ist der Anteil der Hochbegabten unter den Männern doppelt so hoch wie bei den Frauen. Das spielt in der Evolution eine wichtige Rolle. Denn nicht nur mit Muskelkraft, gutem Aussehen und Jagdinstinkt, sondern vor allem mit einer überragenden Intelligenz ist ein Mann für eine Frau sehr viel attraktiver und prädestiniert dafür, mit ihr Nachkommen zu zeugen. Aber um die Männer gleich mal zu ernüchtern – von wegen Stammhalter und so: Die Wahl trifft die Frau. Und bei der Vererbung der Intelligenz spielt der Mann auch nur eine untergeordnete Rolle. Denn er vererbt seine Intelligenz nur an die Tochter. Der Sohn bekommt die Intelligenzgene mit dem X-Chromosom seiner Mutter.

Körperlich hat der kleine Unterschied des 23. menschlichen Chromosoms zur Folge, dass sich bei der Frau Schamlippen, Venushügel, Klitoris, Vagina, Gebärmutter und Eierstöcke entwickeln und beim Mann Samenstränge, Prostata, Hoden und Penis.

Dadurch ergibt sich ein ganz natürlicher Trieb zur Vereinigung der geschlechtlichen Gegensätze: Der erigierte, nach außen gerichtete »Zauberstab« des Mannes will in die nach innen gestülpte »Höhle« der Frau eindringen, um seinen Samen dorthinein zu ergießen. Und die Frau wünscht sich in den meisten Fällen dasselbe. Den angeblich größten Penis der Welt besitzt übrigens der Pornodarsteller Long Dong Silver. Er soll im erigierten Zustand 45 cm lang sein. Ob er damit tatsächlich von der Schöpfung »gesegnet« ist, ist Ansichtssache. Beim Anblick einer solchen »Fleischpeitsche« kann man als Frau nämlich durchaus in Schockstarre verfallen. Der Durchschnittspenis des deutschen Mannes ist 14,5 cm lang und am Ansatz 3 bis 5 cm dick. Ist ein Glied kürzer als 3 cm, spricht man von einem Mikropenis. Das kann an genetischen Defekten, Wachstumsstörungen und vielen anderen Dingen liegen, kann aber auch ganz normal sein. Wenn sich der Mann nämlich zu Frauen hingezogen fühlt (sich also nicht als Zwitter oder asexuell fühlt), wirft das für ihn zwar erhebliche Selbstbewusstseinsprobleme auf. Aber selbst dieser nun wirklich »kleine« Unterschied muss den Lustgewinn nicht unbedingt vermindern. Denn meist sind die so von der Natur benachteiligten Männer viel kreativer in dem Bestreben, der Frau Befriedigung zu schenken. Nach dem Motto: Es geht auch anders, aber so geht es auch.

Der Spruch »Wie die Nase des Mannes, so ist sein ›Johannes‹«, gehört ins Reich der Mythen und Legenden. Nicht nur, weil es nicht stimmt (da wäre wenn, dann eher die Schuhgröße ausschlaggebend), sondern weil es für den Lustgewinn total unerheblich ist. Die Vagina ist ca. 12 cm lang und ein sehr flexibles Organ. Darum spielt es bei gutem Sex – egal wie oft diskutiert – überhaupt keine Rolle, wie lang oder dick der Penis des Mannes ist. Und wenn alles passt und befriedigend läuft, ist das der schönste Beweis, dass Gegensätze sich anziehen. Eines ist gewiss: Wenn dieser anatomische Unterschied zwischen Mann und Frau nicht existieren würde, wäre Sex nur halb so schön.

Das Gehirn: Wenn die Synapsen anders schnapsen

Dass Männer und Frauen unterschiedlich »ticken«, hat auch damit zu tun, dass sie ihr Gehirn jeweils anders nutzen. Das zeigen viele Untersuchungen zu Wahrnehmung, Orientierung und Koordination. Sind Sie sich auch schon mal blöd vorgekommen, wenn ein Ball beim Strandspiel an ihrem Ohr vorbeigesaust ist und sie ihn nicht fassen konnten? Oder Ihr Liebster wirft Ihnen in der Küche überraschend das Salzfässchen zu, und es landet am Boden? Entgegen allem Aberglauben, dass verschüttetes Salz Streit gibt, dürfen Sie ganz beruhigt sein: Das ist ganz normal. Denn gezielt zu werfen und zu fangen ist die Sache der Frauen nicht (Profi-Sportlerinnen mal ausgenommen). Männer sind in ihrer motorischen Koordination den Frauen tatsächlich überlegen. Dafür bewegen sich Frauen gezielter und verfügen buchstäblich über mehr »Fingerspitzengefühl«. Denn: Je kleiner die Fingerkuppen, desto dichter sitzen die sogenannten Merkel-Zellen für den Tastsinn nebeneinander und liefern dem Gehirn umso detailliertere Eindrücke. Vielleicht genießen es deshalb Männer so sehr, von einer Frau gestreichelt zu werden.

Das allseits bekannte Vorurteil, Frauen könnten mit dem Auto nicht einparken oder schlecht rückwärts fahren, mag zum Teil berechtigt sein. Denn während das Gesichtsfeld bei Frauen größer ist, sehen die Männer nachweislich schärfer. Und auch beim Orientierungssinn setzen sie auf unterschiedliche Schwerpunkte. Während Männer sich bei der Wegsuche (ganz ohne Navi) häufig auf ihre Fähigkeit verlassen, Himmelsrichtungen und Entfernungen besser abschätzen zu können, orientieren sich Frauen dabei eher ganz pragmatisch an optischen Merkmalen und nutzen im Zweifel ihren Vorteil von Sprachtalent und Kommunikationsfähigkeit, ganz nach dem Motto: »Nur einem sprechenden Menschen kann geholfen werden.« Männer fragen nämlich nicht nach dem Weg. Eine britische Studie hat ergeben, dass männliche Autofahrer in England jährlich sechs Millionen Stunden Zeit verlieren, weil sie frühestens nach 20 Minuten einen Ortskundigen um Rat bitten, während Frauen spätestens nach 10 Minuten anhalten, um nach dem richtigen Weg zu fragen. Auch im Kartenlesen sind sie besser. Vom Einparken und Rückwärtsfahren mal abgesehen, sind Frauen laut Statistik die besseren Autofahrer, weil sie weniger Risiken eingehen und übersichtlicher fahren.

Trotz des extrem kleinen Chromosomen-Unterschieds scheinen auch die Gehirne von Frauen und Männern unterschiedlich zu funktionieren. Dieser Unterschied wird schon sehr früh angelegt. Denn gleich nach der Geburt bilden unsere rund

100 Milliarden Nervenzellen immer mehr Verknüpfungen. Dabei beeinflussen die Sexualhormone den Feinbau und die Verbindung zwischen der linken und rechten Gehirnhälfte (Corpus Callosum). Dieser »Verbindungsbalken« hat bei Frauen am hinteren Ende eine Verdickung. Das führt dazu, dass die Brücke zwischen der linken Hirnhälfte, die für analytisches Denken und Logik zuständig ist, intensiver mit der rechten Hirnhälfte, die für Emotionen und Einfühlungsvermögen steht, verbunden ist als bei Männern. Männer tendieren deshalb eher dazu, Logik und Gefühle zu trennen, während Frauen in der Lage sind, beides zu verknüpfen. Das hat zum Beispiel den viel zitierten Vorteil, dass Frauen im Gegensatz zu Männern »Multitasking«-fähig sind, während sich Männer angeblich nur auf eine Sache zur selben Zeit konzentrieren können.

Es verschafft Frauen leider aber auch einen Nachteil beim Lustempfinden. Denn beim Sex führt diese Fähigkeit zum »Multitasking« nämlich genau wegen der starken Verbindung zwischen linker und rechter Hirnhälfte oft nicht zum Orgasmus – jedenfalls nicht unbedingt. Während mentale und körperliche Erregung beim Mann zumeist synchron funktionieren, ist das, was Frauen sich im Kopf wünschen, nicht immer unbedingt identisch mit einer körperlichen sexuellen Reaktion und umgekehrt.

Wenn sich also ein Mann im Kopf erregt fühlt – egal ob es darum geht, ein eventuell unerreichbares »Objekt der Begierde« zu erobern, oder er nur auf den körperlichen Reiz eines straffen Pos oder sinnlicher Lippen reagiert –, ist die Chance groß, dass sich auch eine Erektion einstellt und seine Lust durch einen sexuellen Akt auch befriedigt wird. Frauen reagieren zwar eher auf visuelle Reize, verführerische Situationen und erotische Gefühle, können sie aber durch die starke Verbindung der Gehirnhälften oft nicht trennen von »vernünftigen« Erwägungen, die eine innige Beziehung und eine logische partnerschaftliche Konsequenz erwarten.

Frauen und Männer ticken verschieden – und das hat allein schon biologisch gute Gründe!

Sexuelle Erregung entsteht bei (fast) jeder Frau, wenn der von ihr begehrte Mann in ihrer Gegenwart einen »Ständer« hat. Nicht umsonst reagieren Frauen stärker auf visuelle und sensorische Stimuli. Wahrscheinlich haben wir Sex mit diesem Mann. Subjektive Lust im Kopf und sexuelle Befriedigung entstehen dabei aber nicht unbedingt. Wohl darum endet ein sogenannter »One-Night-Stand« für eine Frau oft eher enttäuschend, während der Mann befriedigt seiner Wege geht. Manchmal wäre es eben besser, man könnte sein Gehirn ausschalten …

Aus meiner Sprechstunde

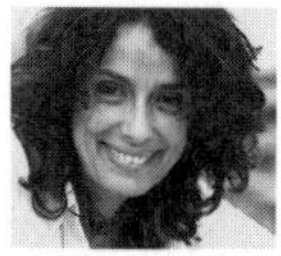

1. Chromosomen-Defizite

Es gibt durchaus eine Reihe von Frauen und Männern, die nicht mit der klassischen Chromosomenpaarung XX bzw. XY auf die Welt gekommen sind. In einer Klinik traf ich einen Mann, bei dem man das Klinefelter-Syndrom (zwei X-Chromosomen) entdeckt hatte. Er war Mitte zwanzig, ca. 185 cm groß, sehr schlank. Er kam, weil er unfruchtbar war, fiel durch einen leptosomen Körperbau auf, und die Hoden waren kleiner. Alles andere schien normal und maskulin. Er hatte viel Sex, aber seine Frau wurde nicht schwanger. Nach vielen Untersuchungen fand man das Klinefelter-Syndrom mit zwei X-Chromosomen heraus. Er konnte keine Spermien produzieren. Man klärte ihn darüber auf. Anfangs war es schwer für beide, diese Diagnose zu akzeptieren. Schließlich entschied sich das Paar für eine Adoption.

Oder: Für eine kurze Zeit hatte ich in meiner Praxis ein 15-jähriges Mädchen in Behandlung, die darunter litt, dass sie kleinwüchsig war, die Entwicklung des Busens und der weiblichen Proportionen auf sich warten ließ und die Menstruation bisher ausgeblieben war. Es stellte sich heraus, dass ihre DNA nur ein X-Chromosom statt der üblichen zwei X-Chromosomen aufwies. Ursache dieses sogenannten Turner-Syndroms ist eine fehlerhafte Verteilung der Chromosomen während der paarweise verlaufenden Keimzellteilung. Da in den Zellkernen des Körpers nur ein einzelnes funktionierendes X-Chromosom vorliegt, erscheinen alle betreffenden Personen zunächst weiblich. Meist wird erst später durch das Ausbleiben der Pubertät, der Entwicklung sekundärer Geschlechtsmerkmale (Brust, Fettverteilung) oder der Regelblutung das Turner-Syndrom entdeckt.

Durch die Gabe weiblicher Geschlechtshormone können all diese vermissten Entwicklungen in der Regel gut eingeleitet werden, und die meisten Mädchen oder Frauen mit Turner-Syndrom können ein ganz normales Leben führen. Wegen des Fehlens der Follikel (Eibläschen) in den Eierstöcken bleibt eine Unfruchtbarkeit jedoch zumeist bestehen. Bei einem Kinderwunsch könnte theoretisch eine Eizellenspende durchgeführt werden, was aber in Deutschland bisher verboten ist. Manchmal würde ich gerne wissen, wie es der jungen Frau heute geht. Aber weil sie wegen eines Ausbildungsplatzes in eine andere Stadt zog, konnte ich ihren Werdegang leider nicht weiter verfolgen.

2. Hymen-Hypertrophie

Eigentlich hatte sie sich gar nicht getraut, deshalb zu mir in die Praxis zu kommen. Aber dann hielt es die 23-Jährige wegen der Schmerzen in und an der Vagina nicht mehr aus. Es tat beim Sex jedes Mal so weh, dass sie es sich nicht erklären konnte. Ich stellte fest, dass sie eine sogenannte Hymen-Hypertrophie hatte. Das kommt häufiger vor, als man denkt. In den seltensten Fällen ist sie angeboren. Meist entsteht sie, wenn das Jungfernhäutchen (Hymen) reißt, aber nicht komplett reißt. Dann entwickelt sich die restliche Haut am Scheideneingang manchmal nicht richtig zurück, sondern bleibt stehen und verhärtet sich. Das Gewebe vernarbt und macht den Scheideneingang enger, weniger elastisch und viel schmerzempfindlicher. Dadurch fühlte sich meine Patientin nicht nur sehr eingeschränkt, sondern hatte bei jeder Berührung und besonders beim Geschlechtsverkehr tatsächlich große Schmerzen.

Mit einem kleinen chirurgischen Eingriff (der sogar meist von den Krankenkassen übernommen wird) lässt sich solch eine Hypertrophie meist problemlos beheben, und die Frau kann Sex wieder uneingeschränkt genießen. Oft genügt auch schon die Anwendung einer Hormoncreme und von Dehnungstechniken, um das vernarbte Gewebe weicher und elastischer zu machen.

3. Gen-Polymorphismen

In jeder DNA ist die Abfolge der einzelnen Gene unterschiedlich angeordnet. Diese Sequenzvariationen, so weiß man inzwischen, haben mehr Einfluss auf unser Leben, als wir bisher dachten. Und sie sorgen dafür, dass jeder von uns einzigartig ist. Sie sind verantwortlich für unsere Größe und Statur, für unsere Haar- und Augenfarbe und auch für alle anderen Eigenschaften, durch die sich Menschen voneinander unterscheiden. Viele dieser Unterschiede können wir gar nicht sehen, weil sie sich auf der Ebene von Stoffwechsel und Zellfunktionen abspielen. Sogar eineiige Zwillinge unterscheiden sich in ihren genetischen Polymorphismen, wie man seit Kurzem weiß.

Besonders wichtig ist eine möglichst identische Gen-Sequenz in der Medizin zum Beispiel für eine erfolgreiche Organtransplantation ohne abstoßende Immunreaktionen. Darum ist die Forschung hier auch sehr aktiv. Dabei kam zufällig die neue Erkenntnis auf, dass Polymorphismen anscheinend auch ausschlaggebend bei der Partnersuche sind. Und da geht es nicht um die Suche nach möglichst identischen, sondern nach unterschiedlichen Gen-Polymorphismen. Das finde ich als Frauenärztin besonders spannend. Demnach bevorzugen Fische und Mäuse – aber eben auch Menschen – als Partner für die Fortpflanzung nämlich unbewusst Artgenossen, deren Gen-Sequenz nach Möglichkeit die optimale Ergänzung zur eigenen darstellt. Denn dies stattet die Nachkommenschaft mit einem Gen-Satz aus, der das Immunsystem noch stärker und die nächste Generation noch überlebensfähiger macht. Das würde die lapidare Hausfrauen-Weisheit »Gegensätze ziehen sich an« endlich auf ein wissenschaftliches Fundament stellen. Ob der Partner immungenetisch »kompatibel« ist, wird dabei offenbar von uns über den Körpergeruch ausgelotet. Zwar steckt die Wissenschaft dahingehend noch in den Kinderschuhen, aber ich verfolge das Thema interessiert auf medizinischen Kongressen und in Fachbeiträgen zur Forschung.

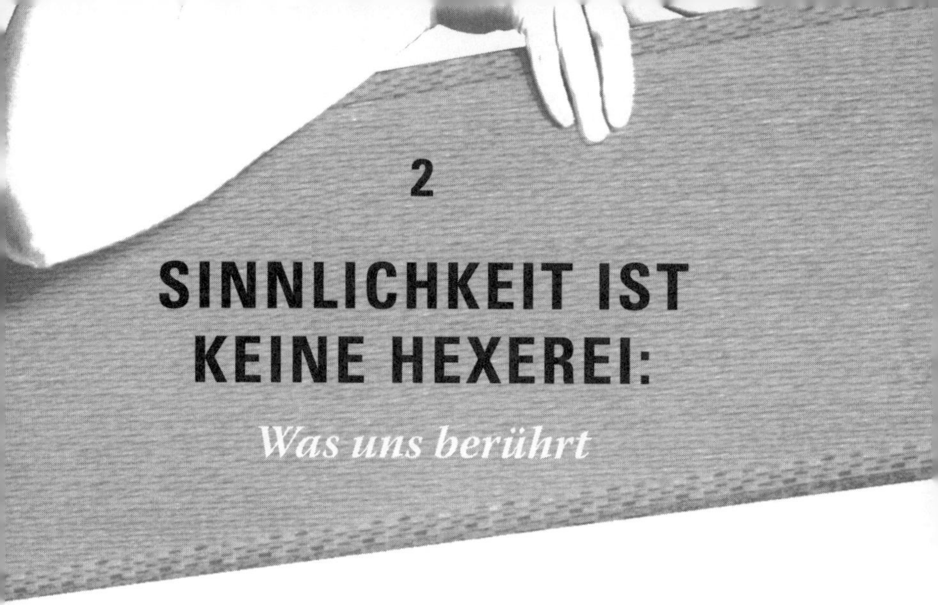

2

SINNLICHKEIT IST KEINE HEXEREI:

Was uns berührt

Erogene Zonen: Wenn's unter die Haut geht

Wie man sich zu zweit Lustgewinne schenken und Erfüllung finden kann, ist eine sehr intime Angelegenheit und das vielleicht interessanteste zwischenmenschliche Forschungsgebiet überhaupt. Vor allem, weil jedes Paar für sich sein eigenes Forschungsteam bildet. Dabei spielen die Genitalien zunächst einmal eine untergeordnete Rolle. Nichts gegen einen lustvollen Quickie. Aber wenn uns ein Mann bei der ersten Begegnung gleich zwischen die Beine greifen wollte, um die Klitoris zu stimulieren, wären wir wahrscheinlich sofort abgetörnt (oder etwa nicht …?). Zwar geht es bei der Entstehung der Lust um intime Berührungen, aber nicht im Schnelldurchlauf und nicht unbedingt auf der direkten Zielgeraden. Es geht buchstäblich darum, sich »heranzutasten«.

Denn es ist unsere Haut, die zuerst darüber bestimmt, ob wir von jemandem berührt werden möchten oder nicht. Mit eineinhalb bis zwei Quadratmetern Fläche ist unsere zarte Körperhülle nicht nur unser größtes Organ, sondern auch mit Milliarden von Nervenzellen, Poren und kleinen Härchen ausgestattet, die unsere Empfindungen beeinflussen.

Das heißt: Viel Platz für Irrtümer und viel Platz für Treffer. Die Haut ist wie eine große Landkarte, auf der jeder seinen eigenen Weg finden muss. Oft ist es schon ein beiläufiges Streichen über die Wange, das unsere Lust entfacht, eine Berührung des inneren Handgelenks, ein Tätscheln des Knies oder ein zärtlicher Griff in den Nacken, der uns »Gänsehaut« verursacht. Und die entsteht nicht nur, wenn wir frieren oder Angst haben, sondern auch, wenn wir sexuell erregt sind. Wenn eine Berührung uns so stimuliert, dass sich die kleinen Härchen auf der Hautoberfläche aufrichten, reagiert unser vegetatives Nervensystem darauf mit der Kontraktion der winzigen Haarbalgmuskeln. Das sieht man an den erhabenen Pünktchen auf der Haut, die – ehrlich gesagt – zwar dem Anblick einer gerupften Gans ähneln, aber es lässt uns – poetisch gesprochen – auch »wohlig erschauern«.

Es gibt zwar die viel zitierten »erogenen Zonen«, aber das betrifft zumeist nur die primären Geschlechtsteile wie die Klitoris der Frau oder die Eichel des Mannes. Bis dahin muss man aber erst einmal kommen! Die wirklich relevanten erogenen Zonen sind die, die man gemeinhin als »sekundär« bezeichnet. Und die sind sehr individuell. Die einen stehen darauf, am Ohrläppchen »angeknabbert« zu werden, die anderen finden das ekelig. Manche erregt es, wenn ihre Füße gestreichelt werden, andere brechen dabei in hysterisches Gekicher aus, weil es sie kitzelt. Und als Mann einfach davon auszugehen, dass eine Frau heiße Lust empfinden muss, wenn ihr Dekolleté, ihre Brüste und ihre Brustwarzen zärtlich liebkost werden, ist auch ein Irrtum. Es gibt nicht wenige, die zugeben, dass dieses ewige Getue um den Busen sie so kalt lässt wie den Eskimo ein neuer Kühlschrank.

Es muss nicht immer Busen sein: Erogene Zonen sind individuell und über den ganzen Körper verteilt.

Erlaubt ist, was gefällt. Darum ist es bei der gemeinsamen Wanderung auf der Lustlandkarte der Haut so wichtig, sich gegenseitig zu sagen, was einem gefällt und was einem nicht gefällt. Keine Sorge: Das beleidigt niemanden. Im Gegenteil: Es spornt zu immer neuen »Entdeckungsreisen« an. Ist es nicht viel frustrierender, wenn der Mann sich unter Umständen jahrelang mit Liebkosungen des Busens seiner Partnerin abmüht, um dann irgendwann lapidar erfahren zu müssen, dass es sie nie wirklich angetörnt hat? Nur einem sprechenden Menschen kann geholfen werden.

Das Gleiche gilt natürlich auch umgekehrt. Fragen Sie den Mann: »Gefällt es dir hier?« oder »Ist es da schöner für dich?« So mancher Mann findet es nämlich viel erregender als vielleicht seine Partnerin, mit der Zunge an den Brustwarzen liebkost zu werden. Viele mögen ein sanftes Kraulen der Kopfhaut, denn hier sitzen extrem viele Nervenenden und sorgen für die Ausschüttung von Glückshormonen. Berührungen der Kopfhaut werden oft als sehr intim empfunden. (Darum sind viele Menschen übrigens auch so penibel bei der Auswahl ihres Friseurs.) Eine Kopfmassage wirkt extrem entspannend und macht nicht wenige quasi willenlos und sehr empfänglich für weitere sinnliche Berührungen.

Andere erregt ein sanfter Druck auf den Damm zwischen After und Hodenansatz. Er kann die Erektion steigern und gleichzeitig verlängern. Der Damm ist eine hocherogene Zone, weil er mit vielen Nervenenden ausgestattet ist. Ihn zu stimulieren, ist übrigens auch ein guter Tipp, um bei einem Partner, der zum »Praecox« neigt, den Samenerguss hinauszuzögern. So hat man letztlich auch selber mehr davon ... Viele Männer, aber auch manche Frauen finden Berührungen und Penetrationen am Anus erregend, denn er ist mit vielen Nervenenden ausgestattet. Er kann als erogene Zone betrachtet werden, weil durch seine sensorische Sensibilität für manche das Lustempfinden gesteigert wird. Vorsicht dagegen ist geboten beim Umgang mit seinen »Kronjuwelen«. Es gibt Männer, die es sehr gerne haben, »hart angefasst« zu werden. So manchen törnt es an, wenn die Frau mit seinen »Eiern« spielt, die Hoden knetet und am Sack zieht, bis er sie anfleht, aufzuhören. Aber auch hier sollte sich die Frau vorsichtig herantasten. Denn was dem einen wohltut, tut dem anderen richtig gemein weh, und das Liebesspiel findet ein jähes, schmerzliches Ende. Erkunden lässt sich dieses sensible Feld zunächst am besten ganz sanft mit Mund und Zunge. Entdecken Sie die Möglichkeiten ...

Küssen kann man nicht alleine ...

Apropos Mund und Zunge: Manchmal genügt das feinste Fingerspitzengefühl nicht. Denn die Sensation beginnt im Mund. Lippen, Zunge und Mundschleimhäute sind mit sehr vielen, extrem empfindlichen Thermo- und Tastrezeptoren ausgestattet, die beim Küssen stark reagieren und Signale zurück zum Gehirn und in den ganzen Körper schicken. Nicht umsonst läuft ohne Kuss kaum etwas in der Liebe. Beim Flirten, bei einem heißen Tanz, mitten in einem guten Gespräch oder bei einem romantischen Sonnenuntergang – irgendwann ist es so weit: Jetzt soll geküsst werden. Die Großhirnrinde gibt den Befehl an die Muskeln von Lippen, Zunge und Kiefern, und die vielen feinen Nervenenden gehen voll auf Empfang. Wenn Lippen sich berühren und Zungen miteinander spielen, hat das Gehirn mit den Kuss-Informationen vollauf zu tun.

Gleich mehrere Gehirnbereiche sind aktiv: Die Großhirnrinde nimmt die Tasteindrücke bewusst wahr. Das limbische System setzt sie in Gefühle um: man spürt Lust oder Glück. Und die Hypophyse, die Hirnanhangdrüse, schüttet jetzt Hormone aus, die an wichtigen Stellen des Körpers Reaktionen auslösen. Zum Beispiel an den Eierstöcken oder den Hoden, die sofort mehr Östrogen bzw. Testosteron produzieren. Die Nebennieren geben dazu noch Adrenalin ins Blut, und der ganze Körper gerät dadurch in Aufruhr. Das verursacht tatsächlich das viel zitierte »Herzklopfen«. Der Puls rast, der Atem geht flacher und schneller und die Bronchien weiten sich. Über das vegetative Nervensystem erhalten die Blutgefäße in den Geschlechtsorganen den Befehl, sich auf den Geschlechtsakt vorzubereiten. Denn der, so scheint es, ist das Ziel des erotischen Kusses. Bei der Frau schwellen Klitoris und Schamlippen an, die Scheide wird feucht und weitet sich, beim Mann kommt es zur Erektion. Ob dann tatsächlich mehr aus so einem heißen Kuss wird, ist eine bewusste Entscheidung der beteiligten Personen …

Denn Kuss ist nicht gleich Kuss. Und nicht immer hat er erotische Gründe. Es gibt »Bruderküsse«, Handküsse der Verehrung, »Luftküsse«, die spielerisch aus Sympathie und ganz ohne Berührung verteilt werden, den »Judaskuss«, der für Verrat steht, belanglose Wangenküsse der »Bussi-Gesellschaft« oder den märchenhaften »Dornröschenkuss«, der zu neuem Leben erweckt. Immer aber ist ein Kuss ein Lippenbekenntnis. Der Erforschung seiner Ursprünge, von physiologischen Wirkungen, sozialen Aspekten und kulturellen Zusammenhängen hat sich sogar ein ganzer Wissenschaftsbereich gewidmet, der sich »Philematologie« (Kussforschung) nennt. Wussten Sie, dass es mindestens 50 verschiedene Arten gibt, sich zu küssen? Dass Küssen mindestens genauso gesund ist wie Lachen? Dass es Ehemännern in Florida verboten ist, die Brüste ihrer Frau zu küssen? Und dass zwei Drittel der Menschen ihren Kopf beim Küssen intuitiv nach rechts neigen? Praktisch, oder? Denn das verhindert die Peinlichkeit, dass im entscheidenden kribbelnden Moment die Nasen unsanft aneinanderstoßen, die Lippen sich verfehlen und der heißersehnte Kuss verunglückt.

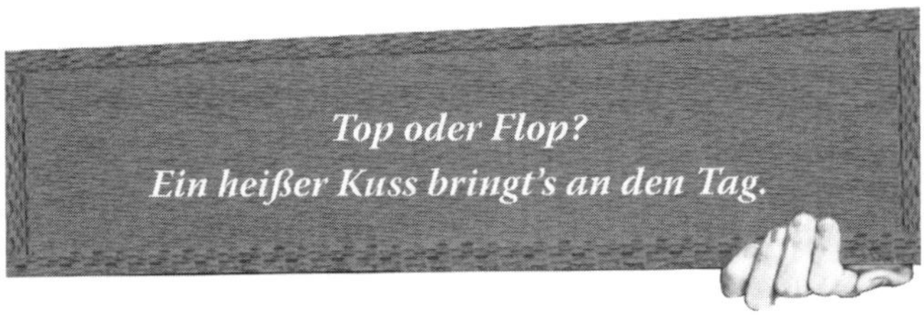
Top oder Flop?
Ein heißer Kuss bringt's an den Tag.

Nicht ganz zu Unrecht ist in Ländern wie Japan oder Indien das Küssen in der Öffentlichkeit verpönt, weil es als unmittelbarer Bestandteil des sexuellen Aktes begriffen wird. Auch hierzulande gibt es an der erotischen Bedeutung des Kusses nichts zu rütteln. Über 90 % aller Frauen in unseren Breiten empfinden leidenschaftliches Küssen nämlich als das wichtigste Vorspiel für guten Sex. Der Kontakt von Lippen und Zungen und der Austausch von Speichel hat für viele Frauen sogar eine sehr viel intimere Bedeutung als der Austausch von Körperflüssigkeiten beim direkten sexuellen Akt. Unbewusst tauschen wir beim Küssen nämlich über den Speichel Informationen darüber aus, ob und wie wir zusammenpassen. Daher rührt wohl auch der fast schon kategorische Grundsatz vieler Prostituierter: Sex ja. Küssen nein. Denn mit einem Kuss geben wir oft mehr von uns preis, als uns lieb ist. Nicht umsonst haben wir so manche heiße Affäre und sogar die eine oder andere Beziehung aus unserem Gedächtnis gestrichen, aber die Erinnerung an den ersten Kuss (auch wenn er vielleicht noch unbeholfen war) bleibt unauslöschlich.

Beim Küssen kann ein Mensch die Charaktereigenschaften des anderen quasi aus dem Speichel ablesen, fand Kussforscherin Helen Fisher von der *Rutgers Universität* in New Jersey heraus. Und das entscheidet oft darüber, ob daraus eine lange

KLEINE KUSS-KUNDE

Küssen ist gesund!
Wer küsst, stärkt sein Immunsystem, schützt die Zähne vor Karies und hält den Kreislauf in Schwung. Durch den Austausch von Speichel wirkt ein Kuss ähnlich wie eine Schluckimpfung. Bei einem Zehn-Sekunden-Kuss werden 300 bis 200.000 Bakterien und Keime übertragen. Das härtet ab. Auch die Wirkung auf Herz und Kreislauf ist nicht zu verachten: Wer viel und gern küsst, kann seine Lebenserwartung um bis zu fünf Jahre verlängern

Küssen macht schön!
Im Gesicht und am Hals sind dabei über 30 Muskeln aktiv, die Haut wird stark durchblutet und die Zellerneuerung angekurbelt. Das strafft, beugt Falten vor und sorgt für einen strahlenden Teint. Wer braucht da noch eine Botox-Spritze?

Küssen macht schlank!
Der Blutdruck steigt auf 180, die Pulsfrequenz verdoppelt sich, Kreislauf und Stoffwechsel werden angeregt. Das unterstützt den Abbau von Fettzellen. Viele Wissenschaftler behaupten, dass man beim Küssen etwa ebenso viele Kalorien verbrennt, wie ein Läufer auf 100 Metern. Dafür müsste man sich aber ungefähr 10 Minuten lang innigst küssen.

Küssen macht glücklich!
Beim Küssen werden die Glückshormone Serotonin und Endorphine ausgeschüttet. Und das Stresshormon Cortisol wird eingedämmt. Darum darf man gerade bei enormer Anspannung im Job und Alltagssorgen das Küssen nicht vergessen: Es baut Ängste und Stress ab, entspannt und sorgt für gute Laune.

Partnerschaft wird, eine kurze Affäre oder ob nach dem ersten Kuss auch gleich Schluss ist. Wie Max Raabe es in seinem Lied so schön formuliert hat: »Küssen kann man nicht alleine. Dazu braucht man einen anderen Mund ...« Ob man nun einen Frosch oder einen Prinzen geküsst hat, muss jede Frau für sich selbst herausfinden.

Die Umfrage einer amerikanischen Dating-Website hat angeblich herausgefunden, dass eine Frau durchschnittlich 22 »Frösche« küssen muss, bis ein »Prinz« dabei ist. Aber erstens besagen solche Umfragen nur wenig, und zweitens ist es ein weitverbreiteter Irrglaube, dass die Prinzessin im Märchen der Gebrüder Grimm den »garstigen Frosch« küssen musste, damit er sich in einen Prinzen verwandelte. Tatsächlich hat sie ihn nämlich einfach gegen die Wand geworfen ...

Aromatherapie zu zweit: Reine Geschmackssache

»Den kann ich nicht riechen!«, heißt es im Volksmund. Und da ist auch wissenschaftlich etwas dran. Neurophysiologen erforschen die unbewusste Wahrnehmung biochemischer Signalstoffe, sogenannter Pheromone, die gegenseitige Sympathie oder Antipathie auslösen, aber auch als sexuelle Lockstoffe oder Abwehrstoffe funktionieren. Schon in den ersten 40 Sekunden einer ersten Begegnung entscheidet unser Gehirn angeblich darüber, wen wir »riechen« können und wen nicht. Und damit ist nicht etwa dessen billiges oder teures Parfum gemeint, sondern sein ganz individueller Körpergeruch. Und je intimer die Begegnung wird, desto entscheidender ist diese ganz individuelle sinnliche Wahrnehmung. Bei dem einen Mann törnt es uns total an, wenn er völlig verschwitzt vom Joggen kommt oder er bei schweißtreibenden Tätigkeiten im Bett seinen individuellen Körperduft verströmt. Von einem anderen Mann wenden wir uns dagegen intuitiv ab, sobald er ins Schwitzen kommt. Vor manchen ekelt es uns dann sogar.

Den meisten Frauen ist es peinlich, das zuzugeben oder gar zu sagen – vor allem, wenn es nichts mit mangelnder Körperhygiene zu tun hat. Denn der Mann könnte so oft duschen, wie er wollte: Sein Geruch bliebe für unsere Sensoren inkompatibel. Werten Sie es als Signal Ihrer natürlichen Instinkte und trennen Sie sich von diesem Mann möglichst taktvoll, indem Sie beispielsweise sagen: »Wir passen einfach nicht zusammen« oder: »Unsere Interessen sind einfach zu unterschiedlich«. Aber sagen Sie ihm auf keinen Fall, dass Sie ihn »nicht riechen« können. Denn das verunsichert extrem, und er kann ja schließlich nichts dafür. Eine andere Frau fährt auf seinen Körpergeruch möglicherweise total ab.

Ähnlich reagieren auch unsere Geschmacksnerven, zum Beispiel, wenn wir bei einem »Blow-Job« das Ejakulat des Mannes in den Mund nehmen. Egal, ob wir es ausspucken oder beherzt herunterschlucken: In der Regel ist es Eiweiß pur und schmeckt nach nichts. Das im Ejakulat befindliche Spermin soll ihm zwar angeblich einen charakteristischen Geruch und Geschmack, etwa den von weißem Moschus oder Kastanienblüten verleihen. Das aber ist nicht nachgewiesen. Außerdem können Geruch und Geschmack von Sperma durch bestimmte aromareiche Nahrungsmittel oder Getränke verändert werden. Bei jungen Männern, die sich Sorgen machen, dass ihre Samenflüssigkeit der Partnerin beim Oralsex womöglich nicht schmecken könnte, gilt es als – inzwischen hinlänglich bekanntes – Geheimrezept, vorher Ananas zu essen oder Ananassaft zu trinken. Dadurch soll das Sperma der Frau noch »leckerer« schmecken. Ist doch süß, oder? Dabei machen wir Frauen uns ähnliche Sorgen, was Geschmack und Geruch unseres Vaginalsekrets betrifft. Haben Sie auch schon mal festgestellt, dass sein »Aroma« zuweilen an Fischkonserven, alten Käse oder vergorenes Obst erinnert? Klingt wirklich nicht besonders appetitlich. Darum fällt es uns auch oft so schwer, seine Zungenspiele an der Klitoris hingebungsvoll und entspannt zu genießen.

Kein Grund zur Besorgnis, denn seine sinnliche Wahrnehmung ist da genauso individuell wie Ihre. Wenn er Sie wirklich »gut riechen« kann, empfindet er Ihren Geschmack und Geruch quasi als erotische »Aromatherapie«. In der Regel unterscheidet sich der weibliche »Saft« in der wechselnden Intensität von »bitter«, »sauer« und »salzig«. Auch das ist von der Aufnahme bestimmter Lebensmittel, bei Frauen aber oft auch von der Besiedelung der Scheide mit verschiedenen Bakterien oder vom Verlauf des Zyklus abhängig.

Kratz mich! Beiß mich! Gib mir Tiernamen!

Noch besser als das Empfinden des Mundes ist der Tastsinn der Hände erforscht. Rund 15.000 Sinneszellen treten bei einer Berührung in Aktion. Dabei unterscheidet man mehrere Typen von Rezeptoren. Die einen reagieren auf Wärme, die anderen auf schnelle Reizänderungen oder Bewegungen, die anderen auf gleichbleibende Stimulation. Alle aber wandeln die physikalischen Reize in elektrische Impulse um, die mit einer Geschwindigkeit von 50 bis 80 Metern pro Sekunde – also schneller als auf jeder Autobahn – von der Haut über die Spiralnerven zum Rückenmark und von dort weiter ins Gehirn geleitet werden, wo die Summe der Empfindungen in eine emotionale Reaktion verwandelt wird. Darum ist der Ausdruck, man sei wie »elektrisiert« gewesen oder die Berührung sei einem »durch Mark und Bein« gegangen, durchaus wissenschaftlich erwiesen. Aber welche elektrischen Signale im Zusammenspiel letztlich wirklich ein sinnliches Begehren auslösen: Die Wissenschaft tappt da – vielleicht zum Glück – noch im Dunkeln. Darum darf jedes Paar dazu sein ureigenes Forschungsprojekt in Angriff nehmen.

Die Hände des einen und die Haut des anderen: auch das ist eine Partnerschaft, die passen muss. Und dabei geht es nicht nur ums »Wo«, sondern auch ums »Wie«. Manchmal jagt uns die leiseste Berührung mit den Fingerspitzen wohlige Schauer über den Rücken oder ein sanftes Streicheln an den richtigen Stellen. Und dann wieder lieben wir es, kräftig »durchgeknetet« zu werden (Blaue Flecken? Egal!) und die Kratzspuren von Fingernägeln auf der Haut zu spüren (Blutet? Macht nichts!). Die Übergänge von federleichten Zärtlichkeiten zu fast brutalen Berührungen sind im Verlauf der Luststeigerung oft fließend. Denn auch Schmerz ist ein sensorischer Reiz, auf den Menschen zuweilen sehr »leidenschaftlich« reagieren. Entscheidend ist, wie man mit wem die Wege der Lust erkundet.

Wer hat das nicht schon erlebt? Ein Date mit dem Traummann schlechthin: Groß, schlank und gut gebaut, mit kantigem Gesicht, dichtem Haar und umwerfendem Charme. Die Freundinnen sind grün vor Neid! Alles Mögliche hat man sich ausgemalt. Und dann ist es so weit: Die ersten Zärtlichkeiten, wollüstige Zungenküsse, intimste Berührungen und die Aussicht auf wundervollen Sex. Von zartem Streicheln und sanftem Handspiel über zärtliches Kraulen und Kneten bis hin zu lustvollem Kratzen und Beißen. Klingt toll! Doch dann …: Keine Spur von süßem Schmerz, sondern eher bittere Enttäuschung. Zärtliche Streicheleinheiten fühlen sich trotz seiner schönen Hände an wie das belanglose Getätschel zwischen zwei Fußballkumpels. Beim Küssen hatte man eher das Gefühl, in einen Schwamm gebissen zu haben. Seine Zunge im Bauchnabel kribbelt nicht im Mindesten so schön wie das berühmte Weizenbier aus dem Werbespot (das auch der verführten Französin im Nachhinein offenbar lieber war als Protagonist Harald persönlich). Dass man nach dem Liebesspiel einen Liter Speichel im Ohr zwangsläufig als erotisierend empfinden muss, steht nirgendwo geschrieben. Sein Körpergeruch war auch nicht unbedingt eine olfaktorische Offenbarung. Und dieses Herumgesauge am Hals …! Verwechselt er mich etwa mit einem verstopften Ausguss?

Auch ein Adonis ist keine Garantie dafür, dass die Lustkurve steigt.

So kann es geschehen, dass sich der vermeintliche Traummann bei zunehmender Intimität durch proportional abnehmende Erotik auszeichnet. Das kann passieren, und man muss dem auch letztlich keine Träne nachweinen. Im Gegenteil: Die eine oder andere Freundin (vorher noch grün vor Neid) wird darüber erleichtert und möglicherweise sogar entzückt sein. Und man kann in diesem Fall den »Stab« getrost weiterreichen. Denn es kann durchaus sein, dass der vermeintliche Adonis schon ein paar Wochen später von dem scheinbar unscheinbaren Bürohengst verdrängt wird, der seinen Lunch immer im selben Lokal einnimmt wie man selber. »Eigentlich gar nicht mein Typ«, denken Sie. »Irgend so ein Spießer, ohne Fantasie und Sex-Appeal.« Bis Sie dann schließlich doch einer seiner zahlreichen Einladungen mitleidsvoll nachgeben (man ist ja kein Unmensch) und sich mit ihm zum Abendessen treffen. Die Gespräche waren überraschend unterhaltsam. Anschließend begleitet er Sie (ganz Kavalier) nach Hause, und leicht beschwipst lassen Sie sich vor der Haustür von ihm küssen.

»Hoppla!« denken Sie, als plötzlich Schmetterlinge im Bauch flattern und Ihnen leicht und wunderbar schwindelig zumute wird. Sie hören sich sagen: »Magst du nicht noch auf einen Kaffee mit hochkommen?« Und erleben die wunderbarste Nacht Ihres Lebens: Heiße Küsse, zärtliche Berührungen, die sich zu ekstatischem Begehren steigern, ungezügelte Leidenschaft und komplette Hingabe. Wenn alles stimmt, analysiert man nämlich nicht mehr viel. Man überlegt nicht, ob einem das Küssen gefällt oder nicht, wie oder wo man den anderen berühren muss oder was man jetzt vielleicht nicht sagen oder tun sollte. »Kratz misch! Beiss misch! Gieb mir Tiernamen!«, sagte das liebestolle Stinktier Pepe aus dem Warner Brothers Trickfilm mit seinem unvergessenen französischen Akzent. Beim vermeintlichen Adonis hat man nach der wilden Leidenschaft eines Tigers (vergeblich) gesucht, um sie dann beim unscheinbaren Bürohengst zu finden. Der tierische Vergleich hinkt zwar in diesem Fall ganz arg, aber manchmal versteckt sich der Wolf eben doch im Schafspelz. Und wenn sich ein Mann als inkompatibel mit den eigenen Sensoren und erogenen Zonen entpuppt – und sei er noch so attraktiv –, muss das noch lange nicht heißen, dass das auch für andere gilt. Probieren geht über studieren ...!

Aus meiner Sprechstunde

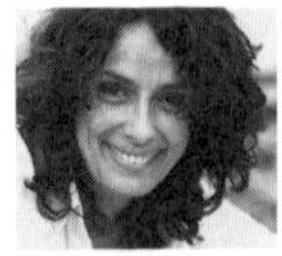

1. Brustkrebs: Lust oder Verlust?

Einer meiner Patientinnen, die seit 25 Jahren in einer festen und auch sehr erotisch aktiven Beziehung lebt, wurden im Zuge einer Krebserkrankung nacheinander beide Brüste entfernt und später wieder plastisch aufgebaut. Auf die Frage, ob sie es vermisse, dass sie beim Sex von ihrem Partner an dieser erogenen Zone nicht mehr wirklich stimuliert und verwöhnt werden kann, antwortete sie mir, dass sie das Kneten, Streicheln und Lecken am Busen und den Brustwarzen ohnehin noch nie besonders erregt habe und sie das deshalb auch nicht als Verlust an der Lust empfände.

Umgekehrt habe ich bei Gesprächen mit Partnern von Brustkrebspatientinnen die Erfahrung gemacht, dass auch die Männer zu einem großen Teil den Sex mit ihrer Partnerin trotzdem sehr genießen, oft noch viel intensiver als vor der Operation, weil man sich zwangsläufig auf die gemeinsame Suche nach anderen erogenen Zonen auf der erotischen Landkarte begeben hat. In vielen Fällen hat das die Beziehung sogar noch gestärkt.

2. Der Kick des Neuen

Eine 36-jährige Patientin von mir hat ihren gut aussehenden, weltgewandten, gebildeten und charmanten Mann – noch dazu ein erfolgreicher Unternehmer – wegen eines unscheinbaren, einfachen Angestellten – auf den ersten Blick ein eher langweiliger Typ – verlassen. Sie sagt, dass sie sich nie hatte erklären können, warum ihr der Sex mit ihrem vermeintlichen »Traummann« nicht gefallen hat, bis sie eine Affäre mit dem »Neuen« hatte.

Es sei die Art und Weise seiner Berührungen, eine aufregend intensive Form der gegenseitigen Wahrnehmung und auch der

Geschlechtsakt selbst, der einfach phantastisch sei. Ihr »Ex« könne im Prinzip gar nichts dafür, und ihre Freundinnen hielten sie für nicht ganz bei Trost. Aber sie ist sich sicher, dass sie ihre Entscheidung nicht bereuen wird.

3. Das erste Mal

Eine langjährige Patientin (60 Jahre alt) ist mit ihrem Mann seit 35 Jahren verheiratet. Kürzlich hatten sie zum ersten Mal Oralsex. Für beide war dies ein orgiastisches Erlebnis. »Ich hätte nie gedacht, dass mir das so gut schmecken würde«, beichtet sie mir schmunzelnd. Da die Kinder aus dem Haus sind, beide fast im Rentenalter sind und jetzt viel mehr Zeit für sich haben, wollen sie den Sex (zweimal pro Tag) jetzt noch mal ganz neu erkunden und mit allen Sinnen genießen.

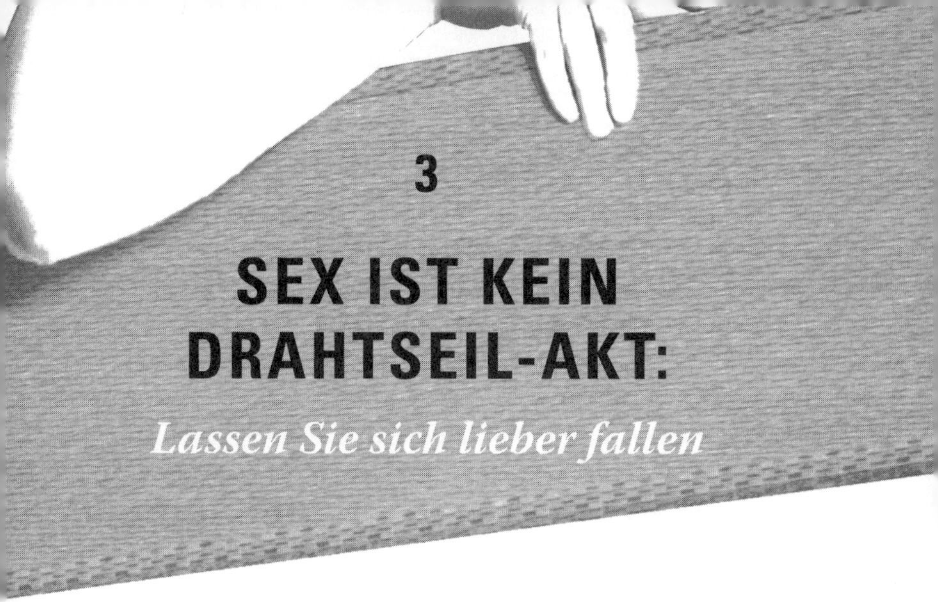

3

SEX IST KEIN DRAHTSEIL-AKT:

Lassen Sie sich lieber fallen

Lauernder Lustkiller: Die Erwartung

Kennen Sie den Sketch, bei dem ein Mann darum bemüht ist, seiner Angebeteten jeden Wunsch von den Augen abzulesen? Sie sitzt da in einem Café, ihm gegenüber, regungslos, mit weit aufgerissenen Augen. Er starrt hinein, ergreift ihre Hände und küsst sie. Worauf sie schmollend den Mund verzieht und schnippisch bemerkt: »Nein, ein Cappuccino wär's gewesen ...!« Manchmal sind Männer wirklich nicht zu beneiden.

»Frauen leben wie Minderjährige von ihren Erwartungen«, hat Oscar Wilde einmal gesagt. Dieser Vorwurf sei dem homosexuellen Dichter und Lebenskünstler verziehen. Aber: Hatte er damit wirklich so unrecht? Tatsächlich liegt es ja quasi seit der Steinzeit in der Natur der Frau, sich ihren Sexualpartner nach seiner Tauglichkeit als Jäger und Sammler, als Erzeuger und Versorger auszuwählen. Aber im 21. Jahrhundert hat sich daran nicht nur gesellschaftlich, sondern auch evolutionär einiges geändert. Die meisten Männer wollen und können nämlich in dieser Richtung gar keine Erwartungen mehr erfüllen. Und schon gar nicht die, die heute oft noch zusätzlich von ihnen verlangt werden: nämlich auch ein guter Psychologe, ein galanter Begleiter, ein versierter Modeexperte oder ein unkomplizierter Freizeitkamerad zu sein. Längst ist der Alltag voller karrierefixierter Einzelgänger, voll von unverbindlichen Kuschel-Surfern, beherzten Hausmännern, silberhaarigen Aufreißern, verzweifelten alleinerziehenden Vätern, mediensüchtigen Autisten, geschiedenen Midlife-Krisen-Managern, intellektuellen Hartz-IV-Empfängern und pluralistisch veranlagten Monogamisten.

Von welchen Erwartungen können Frauen heutzutage eigentlich noch leben (egal ob minderjährig oder in den Wechseljahren)? Die meisten haben einen eigenen Beruf, sind in der Lage, eigenständig einkaufen zu gehen, können ihre Kinder notfalls auch alleine großziehen und brauchen keinen Jäger und Sammler, um ihr Leben bestreiten zu können. Kein einzelner Mann wäre in der Lage, in Personalunion all das zu verkörpern, was eine Frau von ihm erwartet. Mal ehrlich: Guter Sex ist zwar nicht alles, aber zumindest eine Grundvoraussetzung, ohne die gar nichts geht. Lust kann man durchaus erwarten und sich auch erfüllen. Für alles andere können ruhig auch mal andere herhalten. Warum sonst würden wir Frauen denn sonst von unserem sprichwörtlichen Talent zum Multitasking profitieren?

Zum Glück gibt es ja Männer für alle Lebenslagen: Den Frauenversteher, bei dem wir uns auch nachts um zwei noch ausweinen können. Den Entertainer, der mit uns feiern und tanzen geht. Den Pragmatiker, der uns aus unserem Verwaltungsschlamassel heraushilft. Den Kumpel, der mit den Kindern zum Wake-Boarden fährt. Den repräsentativen »Walker«, der uns zu Vernissagen, Diners und anderen Ereignissen begleitet. Den passionierten Heimwerker, der mit uns zum Baumarkt fährt, um die Kellerregale endlich dingfest zu machen. Oder den Ex, der uns im Gedenken an gute alte Zeiten ab und zu mal unverbindlich vögelt, ohne dass das komplizierte emotionale Verwicklungen nach sich ziehen würde. Mit dieser Form von Männer-Multitasking können wir Frauen im Alltag in der Regel ganz gut über die Runden kommen. Aber: Die Erfüllung unserer Träume ist das oft auch nicht unbedingt.

Und schon sind wir wieder bei den »Erwartungen«. Denn Frauen können naturgemäß nicht zwischen der Erfüllung sexueller Bedürfnisse und dem Wunsch nach zärtlicher Zweisamkeit trennen. Auch das ist nämlich schon in unseren Chromosomen verankert (siehe Kapitel 1). Die Crux ist: Wir wünschen uns einen, der auf unsere seelischen Dilemmata eingeht, uns zum Trost ein Risotto zusammenrührt und uns abends in den Schlaf massiert. Trotzdem sollte er beruflich erfolgreich sein, gut aussehen, gesellschaftlich souverän auftreten und uns regelmäßig himmlischen Sex bescheren. Kein Wunder, wenn da so mancher Mann an die Grenzen seiner Möglichkeiten stößt. Dabei muss es uns gar nicht um die Liebe unseres Lebens gehen. Aber egal ob One-Night-Stand oder belanglose Affäre: Abgesehen von der sexuellen Erfüllung wünschen wir uns insgeheim nämlich trotzdem, dass dieser Mann uns »verfallen« ist, uns seine bedingungslose Liebe gesteht und sich wünscht, mit uns zu leben. Auch wenn wir das im Anschluss natürlich hoheitsvoll ablehnen würden ....

»Frauen können vielleicht einen Orgasmus vortäuschen. Aber Männer täuschen ganze Beziehungen vor«, hat Hollywood-Star Sharon Stone einmal ziemlich vorwurfsvoll gesagt. Aber tun sie damit nicht eigentlich genau das, was wir von ihnen erwarten? Sobald wir uns – egal ob als Mann oder als Frau – die Frage stellen »Wie soll ich sein?«, ist irgendetwas schiefgelaufen. Was schert uns das Morgen, wenn wir mit jemandem zusammen sind, den wir begehren? Fragen Sie also nach dem Sex bitte nicht: »Wie würdest du denn unsere Kinder nennen? Ich fände ja Adrian schön. Oder Frieda, wenn's ein Mädchen wird.«

» FRAUEN KÖNNEN
VIELLEICHT
EINEN ORGASMUS
VORTÄUSCHEN.
ABER MÄNNER
TÄUSCHEN
GANZE BEZIEHUNGEN
VOR. «

SHARON STONE

Lassen Sie bitte auch gemeinsame Urlaubsplanungen außen vor und Bemerkungen wie: »Fein, dass meine Eltern gerade in der Stadt sind. Dann könnt ihr euch morgen gleich mal kennenlernen!« Vermeiden Sie auch Fragen wie: »Wann ziehst du denn bei mir ein?« oder »Wie stellst du dir das eigentlich mit uns so vor?« Mal ehrlich: Welcher Mann könnte das nach einem ebenso ekstatischen wie buchstäblich »erschöpfenden« Orgasmus wahrheitsgemäß beantworten? Keiner.

Betätigen Sie sich doch zur Abwechslung auch mal als »Männerversteherin«. Denn Ansprüche, Beziehungsanalysen, Zukunftspläne und Erwartungshaltungen haben angesichts der gerade stattgefundenen Lusterfüllung überhaupt keinen Platz. »Jeder Augenblick wird verschüttet durch unsere Ansichten von Haben-Wollen oder Nicht-Haben-Wollen«, so eine alte Zen-Weisheit. Zen ist nämlich der Augenblick. Und nicht das Warten auf einen besseren. Und das gilt – auch wenn Sie keine Buddhistin sind – für das Leben im Allgemeinen und erfüllten Sex im Besonderen. Genießen Sie einfach das Zusammensein: Beim Kochen, Reden, Radfahren, Feiern, Küssen und im Bett. Alles andere ergibt sich daraus wie eine leckere Zabaione aus dem heißen Wasserbad …

Lust ohne Umwege: Den Moment genießen

»Sexy zu sein bedeutet, im Moment zu sein«, sagt Hollywood-Star Cameron Diaz. »Ob man nun eher zurückhaltend oder eher forsch ist: Dem anderen etwas vorzumachen, ist immer blöd und kommt nie so an, wie man es möchte.« Also handeln Sie intuitiv und authentisch. Denn Lust ist das unbändige, ganz spontane Verlangen nach Genuss – und sie überfällt uns immer ganz direkt, ohne Umleitungen über den Verstand. Zum Beispiel, wenn wir nach Herzenslust streiten, schlemmen oder kichern. Wenn wir einen Last-Minute-Flug buchen, um unsere

Reiselust zu befriedigen. Wenn wir Musik laut aufdrehen und danach tanzen, weil uns gerade danach ist. Oder wenn wir die Tiefkühlpizza lassen, wo sie ist und uns stattdessen lieber die gefüllte Meerbarbe beim Lieblingsitaliener gönnen. Man bekommt plötzlich Lust auf eine Radtour, auf einen Bummel über den Flohmarkt, auf eine Engadiner Nusstorte oder darauf, den Balkon mit Blumen in kreischenden Farben zu bepflanzen. Lust hat immer etwas mit der Sehnsucht nach einem ganz besonderen Moment und nach einem sinnlichen Erlebnis zu tun.

Darum ist Lust auf Sex das natürlichste Bedürfnis der Welt, weil daran alle Sinne beteiligt sind. Was daraus in Zukunft wird, kann keiner wissen. Genuss lässt sich nicht vorwegnehmen. Wir können nicht wissen, wie ein Wein schmeckt, bevor wir ihn gekostet haben; wie ein Parfum duftet, bevor wir es gerochen haben oder wie uns ein Mann gefällt, bevor wir mit ihm geschlafen haben. Darum scheint es manchmal auch verlockender, spontan etwas Neues zu wagen oder einen fremden Lover auszuprobieren, als Sex mit dem eigenen Ehemann zu genießen. Das Motto: »Da weiß man, was man hat«, ist zuweilen nämlich nicht unbedingt auch gleichzeitig erotisierend. Es sei denn, man versteht sich darauf, auch nach einer langjährigen Beziehung aus jedem Augenblick ein einzigartiges Ereignis zu machen. Dabei hilft ein bisschen Kreativität.

Manchmal bekommt eine alltägliche Beziehung eine überraschende Wendung, indem sich Kleinigkeiten verändern. Servieren Sie Ihrem Liebsten den Eintopf zur Abwechslung mal in aufregenden Dessous. Überfallen Sie ihn, wenn er mit Einkaufstüten außer Gefecht gesetzt ist, mit intimen Berührungen im Kaufhaus-Fahrstuhl. Oder flirten Sie mal aufreizend in seinem Beisein mit einem anderen. Wie weit es mit der Kreativität Ihres Partners bestellt ist, werden Sie dann schon sehen ... Vielleicht bricht er ja auch aus den Gewohnheiten des Alltags aus, fesselt Sie, bevor er Sie vögelt, serviert sein »bestes Stück« auf einem Silbertablett als leckeres Dessert, verstreut Rosenblüten aufs Bett oder verführt Sie bei einem Ausflug in den Tierpark in einem verlassenen Schuppen beim Streichelzoo. Wer weiß?

Aus jedem Augenblick mit einem Mann etwas Besonderes zu machen, trainiert darüber hinaus so etwas wie das erotische Gedächtnis. Denn: »Indem wir die Gegenwart gewahr werden, ist sie schon vorüber«, sagte die Schriftstellerin Christa Wolf. »Das Bewusstsein des Genusses liegt immer in der Erinnerung.« Davon kann man unter Umständen lange zehren, aber es sollte auch immer sorgfältig »gefüttert« werden, damit es präsent, spannend und verlockend bleibt. Jeder Augenblick ist einzigartig, unwiederholbar und sollte der Mittelpunkt der Welt sein. Das hat mit dem Wunsch nach einer emotionalen, dauerhaften Bindung zunächst gar nichts zu tun. Auch eine Prostituierte lernt das als Erstes. Denn wenn sie in dem Augenblick, in dem ein Mann seine Lust mit ihr ausleben will, nicht völlig präsent ist, hat sie eventuell einen gut zahlenden Freier verloren. Es geht also auch in diesem Metier um »Kundenbindung«.

Der Genuss liegt in jedem Moment:
Das bereichert
Ihr erotisches Gedächtnis.

Wahrer Genuss existiert nur im Hier und Jetzt. Dabei geht es um die ureigene Fähigkeit, spontanen Wünschen (beiderseits) nachzugeben, ohne nach dem Wieso und Warum zu fragen, kleinen alltäglichen Gegebenheiten immer wieder etwas ganz Besonderes abzugewinnen und sich ganz dem Augenblick hinzugeben. »Das Glück ist ein Schmetterling, angelockt vom Duft der stillen Blüte, die sich öffnend dem Augenblick verschenkt«, sagt der ganzheitliche Philosoph und Poet Andreas Tenzer. Und das funktioniert auch ganz praktisch.

Hingabe: Ein Geschenk an die eigene Lust

»Es ist ein großer Irrtum, wenn Du verkennst, dass Empfangen etwas ganz anderes ist als Entgegennehmen. Empfangen ist vor allem ein Geschenk, mit dem Du Dich selber hingibst«, hat Antoine de Saint-Exupéry einmal gesagt. Hingabe ist nicht nur eine spirituelle Fähigkeit, sondern auch eine körperliche. Eigentlich so etwas wie ein natürlicher Instinkt, der aber durch tausend gesellschaftliche und alltägliche Zwänge oft verschüttet ist. Und dies bei den Frauen in der Regel viel häufiger als bei den Männern. Immerhin haben laut Statistik 98 % der Männer beim Sex einen Orgasmus, bei den Frauen nur 33 %. Wir mögen das Wort »schwanzgesteuert« zwar meist abfällig benutzen. Eigentlich aber ist es ein Kompliment (oder etwa nur Neid?). Denn das heißt ja nur, dass der Mann seinem sexuellen Instinkt folgt und in diesem Augenblick nur das »Eine« will. Der Stress im Job, versäumte Termine, anstehende Aufgaben oder Alltagssorgen können Männer in diesem Moment komplett ausblenden. Sie sind dann »von Kopf bis Fuß auf Liebe eingestellt«. Uns Frauen fällt es hingegen viel schwerer, Erotik und Verstand zu trennen.

Seien Sie ehrlich: Bestimmt haben Sie beim Sex schon mal daran gedacht, dass die Wäsche noch in der Waschmaschine vor sich hin dümpelt und aufgehängt werden muss, wie Sie Ihren überzogenen Dispo-Kredit am schnellsten ausgleichen könnten, was Sie morgen zum Dinner kochen wollen oder ob Sie sich diese superscharfe Designer-Sonnenbrille kaufen sollten, die Sie im Schaufenster gesehen haben. Schande über uns! Während der Mann dabei ist, uns auf die höchsten Gipfel der Lust zu führen, schweifen wir ab, begeben uns auf gedankliche Umwege und wundern uns dann, dass wir keinen Orgasmus hatten. Dabei schneiden wir uns mit der mangelnden Fähigkeit zur Hingabe buchstäblich ins eigene Fleisch. Hingabe bedeutet nichts anderes, als sich selbst zu verschenken.

Vergessen Sie einfach mal alle Überlegungen, in welcher Position Ihr Bauch möglichst flach und ihre Brüste besonders straff wirken, welche Stellungen, Fingerspiele oder Zungenfertigkeiten ihn besonders erregen könnten, ob Sie ans Telefon gehen müssen, das gerade klingelt oder ob Sie das Licht löschen sollten oder nicht. Geben Sie sich einfach hin. »Man verlangt umso mehr nach einer Person, wenn sie dicht daran ist, sich hinzugeben; die Hoffnung nimmt den Besitz vorweg«, hat Marcel Proust festgestellt.

Nun: Er hatte recht. Allein das lustvolle Stöhnen der Partnerin und ihr intuitives Räkeln, mit dem sie auf seine Körpersprache reagiert, törnt Männer oft mehr an als gekünstelte Verführungsmaßnahmen, schummrige Beleuchtung und bemühte Eigeninitiative. Und wir selbst haben letztlich auch mehr davon. Viele Frauen bestätigen nämlich, dass ihr eigenes Stöhnen ihr sexuelles Empfinden intensiviert. Ganz abgesehen davon, dass es oft ganz einfach nur himmlisch ist, den erigierten Penis des Partners am eigenen Bauch zu spüren und sein lustvolles Keuchen zu hören. Schon das Bewusstsein, dass allein Ihre Gegenwart ihn derartig erregt hat, steigert die eigene Lust. Wer sich hingibt, empfängt oft mehr als er gibt.

Körperintelligenz: Sex ohne Komplex

»Sich selbst zu lieben, ist der Beginn einer lebenslangen Romanze«, hat Oscar Wilde einmal behauptet. Und das spielt auch für den gegenseitigen Lustgewinn zwischen Mann und Frau eine große Rolle. Mal ehrlich: Jeder von uns hat Komplexe, schämt sich für Speckröllchen am Bauch, Hängepartien am Busen oder schwabbelige Oberschenkel. Manche Frauen finden ihre Schamlippen zu groß, ihren Busen zu klein, ihre Schultern zu schmal und ihre Hüften zu breit. Aber egal, ob man seinen Po auch als Trockenobst verkaufen könnte, der Damenbart durchaus eines Errol Flynn würdig wäre oder man BH-Körbchen in Fesselballongröße trägt: Wichtig ist, wie man damit umgeht. Denn nichts ist so sexy und unwiderstehlich wie ein entwappnendes Selbstbewusstsein – allen Defiziten zum Trotz. Und nichts törnt so ab wie frustrierte Minderwertigkeitskomplexe (sowohl geistiger als auch körperlicher Art), verschämte Bemühungen, seine Problemzonen krampfhaft verbergen zu wollen oder die, sich durch eigene, konstruierte Selbstdarstellungen ein Wunsch-Image aufzudrücken. Das beste Beispiel dafür, dass es nichts nützt, sind unter anderem die Bridget Jones-Filme mit Renée Zellweger, die für die Rolle extra 10 kg zunahm, im Film vergeblich versucht, vor ihrem Lover die unattraktive, fleischfarbene und figurformende Miederwäsche zu verstecken und letztlich trotzdem geliebt wird.

Die Moral von der Geschicht: Meistens ist es das Leben selbst, das solche Selbstverleugnungen ad absurdum führt. Haben Sie sich nicht auch mal ab und an darüber gewundert, warum eine scheinbar unscheinbare Frau ausgerechnet so einen Traummann abgeschleppt hat? Wie es sein kann, dass superschöne Top-Models in ihren Beziehungen oft so furchtbar unglücklich sind? Oder warum sich manche Paare in hohem Alter finden und tollen Sex haben, obwohl alles schlaff und in Falten liegt? Das Geheimnis liegt darin, seiner selbst bewusst zu sein und auch zu bleiben. Verstecken Sie sich nicht, indem Sie die Schultern einziehen, die Arme abwehrend vor der Brust verschränken und mit eingerollter Wirbelsäule und angezogenen Beinen daliegen. Das wirkt nämlich alles andere als erotisierend. Straffen Sie Ihre Schultern, Brust raus, Bauch rein, beweisen Sie Rückgrat und zeigen Sie selbstbewusst, was Sie zu bieten haben. Damit erzielen Sie »Haltungsnoten«, mit denen Sie im besten Fall erotische Rekorde brechen können.

Die Natur lässt sich nicht täuschen. Nicht umsonst bezeichnet man das auch als »Körperintelligenz«. Und das heißt nichts anderes, als zu sich selbst und seinem Körper zu stehen, ihn gut zu kennen und nur zu tun, womit man sich im Einklang fühlt. Prüfen Sie mal umgekehrt, ob das nicht etwas ist, von dem Sie bei dem einen oder anderen Mann fasziniert waren, obwohl er gar nicht sonderlich perfekt war. Lassen Sie sich nicht verbiegen. Nehmen Sie sich selbst an, wie Sie sind, und verabschieden Sie sich von allen Vorstellungen, wie Sie gerne sein würden. Denn nur, wer authentisch ist und seiner Körperintelligenz folgt, fühlt sich leicht, fröhlich, selbstbewusst, sicher und wirkt sexy. »Jeder Mensch trägt einen Zauber im Gesicht: Irgendeinem gefällt er«, hat Friedrich Hebbel schon im 19. Jahrhundert gesagt. Das setzt eine Form von Grundvertrauen in sich selbst voraus, ohne das man nicht sein könnte, wie man ist und ohne das man auch jemand anderem nichts geben kann.

Speckröllchen und Falten? Egal!
Sich selbst zu lieben, ist bekanntlich der Beginn einer lebenslangen Romanze.

Es gibt glückliche Paare, da ist sie 1,90m groß und ihr Partner nur 1,60m, er LKW-Fahrer und sie Klinik-Chefin, er 19 Jahre alt und sie 43. Unterschiede lassen sich nur durch gelebte Selbstsicherheit ausgleichen. Lieben Sie sich selbst, und ihr Partner (jedenfalls, wenn es der richtige ist) wird davon hingerissen sein. Oft sind es nur Gesten, mit denen man sein Selbstbewusstsein ausdrückt. Es ist die Art und Weise zu gehen, sich im Alltag zu bewegen und offen auf Menschen zu reagieren. Begrüßen Sie sich jeden Morgen im Spiegel und sagen Sie ein paar nette Worte zu sich selbst, auch wenn es so etwas ist wie: »Meine Güte, du siehst aber übernächtigt aus!« oder »Du böser Bauch, du! Warum wölbst du dich heute so?« Nicken Sie, seuf-

TIPPS FÜR TÄGLICHE EGO-TRIPS

Guten Morgen!

Egal ob übernächtigt und verpickelt oder mit neuen Speckröllchen und Orangenhautrunzeln: Begrüßen Sie Ihr nacktes Konterfei jeden Morgen liebevoll vor dem Spiegel, lächeln Sie sich an und sagen Sie: »Schön, dass es dich gibt!«

Nach der Morgentoilette kleiden Sie sich sorgfältig an – von schöner Unterwäsche über ein schickes Outfit, das zu Ihrem Tagesablauf und Ihrem heutigen Lebensgefühl passt, bis hin zum entsprechenden Make-up. So können Sie dem Alltag selbstbewusst die Stirn bieten.

Guten Tag!

Egal, was der Alltag von Ihnen erfordert: Sie sollten sich jeden Tag einen ganz persönlichen Wunsch erfüllen – einfach so. Überlegen Sie sich, was Sie sich heute Gutes tun könnten. Dabei geht es meist nur um Kleinigkeiten, die nicht teuer, dafür umso exklusiver sind: Gönnen Sie sich eine sonnige Stunde mit Ihrem Lieblingsbuch in einem Café. Schwänzen Sie für ein bis zwei Stunden Ihre Verpflichtungen und stehlen Sie sich davon – auf einen ausgedehnten Spaziergang im Park oder für eine wohltuende Massage. Probieren Sie in Ihrem Lieblingsladen (ohne Kaufzwang) Klamotten an, in denen Sie sich toll finden. Oder verabreden Sie sich mit einer Freundin, die Sie schon lange nicht mehr gesehen haben. Sie können dazu auch ein Wunschtagebuch führen. Jeden Tag drei Wünsche aufschreiben und sich mindestens einen davon erfüllen.

Guten Abend!

Das Essen soll pünktlich auf dem Tisch stehen, wenn der Partner heimkommt? Heute nicht. Sagen Sie: »Ach, Schatz! Bestell uns doch einfach was beim Sushi-Express oder Pizza-Service.« Vielleicht ist das für ihn ja auch ein Anlass, Sie mal wieder zum Dinner auszuführen. Und falls nicht, haben Sie jedes Recht der Welt, eine geschlagene Stunde oder mehr bei einem entspannenden Bad in der Wanne und anschließender Schönheitspflege zu verbringen.

Gute Nacht!

Wahrscheinlich ist Ihr Partner so froh, dass Sie einfach mal das tun, was Ihnen guttut, dass er – während Sie noch in Badewonnen schwelgen – Kerzen anzündet, einen Wein einschenkt und romantische Musik auflegt, um Sie nach allen Regeln der Kunst zu verführen. Falls nicht: Macht nix! Denn nach einem Relax-Bad ist ein alter Hollywood-Film auch ein schöner Zeitvertreib. Und anschließend dürfen Sie sich ganz entspannt dem wohlverdienten Schönheitsschlaf widmen …!

zen Sie, aber akzeptieren Sie das und begegnen Sie Ihrem eigenen Spiegelbild mit einem wohlwollenden Augenzwinkern. Seien Sie nett zu sich und verwöhnen Sie sich. Auch beim Sex. Denken Sie daran, dass es zunächst Ihnen gut gehen muss. Dann erst dem Partner. Und Sie werden sehen, wie viel Sie ihm damit geben und wie begehrenswert Sie das macht. Denn nur wer sich selbst liebt, kann auch Liebe verschenken. Und schon das allein macht ihn zu einer Art Aphrodisiakum für die Umwelt.

Auto-Akrobatik: Kamasutra im Kleinwagen und andere Lustkiller

»Probieren geht über Studieren«, sagt man so schön. In erotischer Hinsicht heißt das auf Neudeutsch so viel wie »prosexuell«. Es ist ja auch im Prinzip nichts dagegen einzuwenden, gemeinsam alles Mögliche und Unmögliche auszuprobieren. Hauptsache, Sie bleiben dabei locker. Denn ob One-Night-Stand oder langjährige Beziehung: Nichts killt die Lust so sehr wie angestrengte Bemühungen, etwas ganz Besonderes miteinander tun oder ausprobieren zu wollen. Es sei denn, es ergibt sich.

Im *Kamasutra* wird aus den sexuellen Stellungen eine Philosophie gemacht. Die indische Tradition in allen Ehren – aber mal ganz ehrlich: Wer will heutzutage beim Sex schon »den Pfau füttern« oder »die Antilope reiten«, geschweige denn dies anhand von mehr oder weniger anschaulichen Illustrationen eingehend studieren? Als Teenager haben wir Kamasutra-Bücher an die Freundinnen verschenkt und beim gemeinsamen Blättern durch die verschiedenen Stellungen (dabei drehten wir das Buch immer im Uhrzeigersinn, weil wir nicht wussten, wo oben und unten war) verschämt gekichert. Heute geben einem diese akrobatischen Sex-Positionen das ungute Gefühl, vor dem Ausprobieren lieber mal seinen Orthopäden zu konsultieren. Denn – Hand aufs Herz, oder eher auf den Meniskus – Kamasutra war seit jeher nur für anmutige indische Tempeltänzerinnen geeignet und ist heute allenfalls für Turnerinnen des Chinesischen Staatszirkus umsetzbar.

Wenn's denn schon exotisch sein soll, dann wäre *Tantra* noch die gütliche Alternative. Denn dabei könne man sich ganz entspannt zum Orgasmus atmen, heißt es. Das Wichtigste beim Tantra-Sex ist das Zusammenspiel von passiven (männlichen!) und aktiven (weiblichen!) Energien, die sich aber durchaus abwechseln dürfen und ergänzen sollen. Es geht darum, sich Zeit zu lassen und offen zu sein. Welcher Frau gefiele das nicht? »Ist das nicht das, wo man nicht kommen darf?«, hat ein stürmischer Liebhaber mal gefragt. In der Tat ist Tantra nichts für Anhänger von schnellen Rein-Raus-Nummern. Vielmehr geht es dabei um bedingungslose Hingabe, das Befolgen des eigenen Gespürs, den Genuss ohne Erwartungen und die Erleuchtung durch Sex. Laut Tantra entfesselt die bewusst praktizierte Sexualität eine mächtige, kreative und erfüllende Kraft. Das Bett als Stätte des Liebesspiels wird dabei vermieden, damit man es nicht mit der Schlafstätte verwechselt. Als Ersatz dienen »Spielwiesen der Liebe«, die sich auf harten Holzböden oder kargen Matten befinden. Akrobatische Übungen muss man beim Tantra-Sex zwar nicht unbedingt vollführen. Aber ob man wirklich der Typ dafür ist, nackt zu Trommelmusik zu tanzen, bei mehrstündiger Partner-Gymnastik energetische Genitalstaus zu lösen oder in der Heuschreckenstellung auf der »inneren Flöte« zu spielen, sei dahingestellt.

Und das wirklich Schöne, eine ausgiebige Yoni-Massage, kann eine Frau auch ohne Räucherstäbchen und hinduistischen Ritus haben, wenn sie sich mit ihrem Partner gut versteht. Bei romantischem Kerzenlicht und Kuschel-Rock geht's nämlich auch. Zwar hat einem befreundeten Paar, das seine

Ehe retten wollte, der Partner-Kurs bei einem Tantra-Guru laut eigenen Aussagen sehr gut getan. Sie haben sich aber trotzdem kurze Zeit später scheiden lassen und praktizieren das Gelernte jetzt jeweils mit einem anderen Partner. Jedenfalls bewährt sich damit die Erkenntnis »Wissen geht nicht verloren« als echtes Mantra …

Auch *Sex im Auto* erfordert – ganz ohne tiefgründige Philosophie – ein gewisses Maß an Geschicklichkeit und Körperbeherrschung; zumindest, wenn es sich bei dem Wagen nicht um einen geräumigen Kombi handelt. In den 1950er-Jahren wurde die letzte Reihe der berühmten US-amerikanischen Autokinos nicht umsonst »Love Lane« genannt. Hier »parkten« junge Liebespärchen, weil das eigene Auto seinerzeit so ziemlich der einzige Ort war, an dem sie Intimitäten austauschen konnten. Der Kinofilm geriet da oftmals zur Nebensache. Aber die Cadillacs und Chevrolets jener Jahre waren ja auch echte »Schiffe«, zum Teil mit durchgehender Vorderbank, zurückklappbaren Lehnen und allen Schikanen. Und außerdem ist man als Teenager ja noch viel gelenkiger. Aber versuchen Sie mal Kamasutra im Kleinwagen, wenn Sie die 40 überschritten haben!

Ein Vergnügen ist das nicht unbedingt. Aber wer sich auch davon nicht abschrecken lässt (sofern der Mann stimmt), dem sei empfohlen, an einem möglichst ungestörten Ort zu parken. Für einen Quickie im Sitzen eignet sich der Beifahrersitz. Für Stellungen im Liegen ist die Rückbank (kurz genug) zu empfehlen. Wer seinen Partner mit Oralsex am Steuer beglücken möchte: Das ist am einfachsten. Auf jeden Fall sollte man sich – bei was auch immer – nur der strategisch wichtigen Kleidungsstücke entledigen, um nicht bloßgestellt zu sein, falls man doch beim Liebesspiel von der Verkehrspolizei überrascht wird.

Wer hoch hinauswill, kann's ja mal im *Flugzeug* probieren. Aber auch das ist ziemlich unbequem und nichts für Anfänger. Denn erstens sind ständig die Anschnallzeichen eingeschaltet, man sitzt zu mehreren in einer Reihe und die Schlangen vor der Bordtoilette sind so lang, dass man mit Sicherheit nicht mal für 10 Minuten zu zweit unbeobachtet (und unbelauscht) darin verschwinden könnte. Geschweige denn, dass die Platzverhältnisse so beengt sind, dass man sich nach ganz privatem Sex im Kleinwagen geradezu sehnen würde. Die einzige Möglichkeit ergibt sich, wenn bei Langstreckenflügen das Licht ausgeschaltet ist und die meisten schlafen. Stimulieren Sie sich mit den Händen gegenseitig unter der Decke. Alles andere ist zu auffällig und aus Rücksicht auf die Nachbarn nicht zu empfehlen. Die letzte Chance: Suchen Sie sich einen Liebhaber mit Privatflugzeug.

Wer Sex im Kleinwagen will,
sollte gelenkig sein.

Sex im Fahrstuhl gilt als wild und hocherotisch. Einschlägige Szenen aus Hollywood-Filmen bieten da der Fantasie genügend Stoff. Aber die Aufzüge von heute sind auch nicht mehr das, was sie mal waren. Früher konnte man sie einfach blockieren und darin in schwindelnder Höhe heißen Sex haben, während die anderen »Passagiere« unten warteten, bis die Störung behoben war. Heute sind die Fahrstühle selbst in einfachen Mietshäusern mit Überwachungskameras und automatischem Störungsalarm ausgestattet. Darum ist erotische Aufzugs-Akrobatik sicher nicht die beste Idee, falls Sie nicht umgehend im Büro der Hausverwaltung landen oder dem Sicherheitsdienst Ihres Bürogebäudes Rechenschaft abliefern wollen.

Mitten in der Nacht sind die Lifte in der Regel am wenigsten genutzt und die Gefahr, von einem Nachbarn überrascht zu werden, ist am geringsten. Ziehen Sie einen weiten Rock an und lassen Sie die Unterwäsche weg. So sind Sie am besten gerüstet. Drücken Sie im Lift keine Knöpfe, sondern lassen Sie die Türen automatisch schließen. So kriegen Sie mit, wenn der Aufzug von irgendeiner Etage angefordert wird. Wenn er sich in Bewegung setzt, hat Ihr Partner genügend Zeit, den Hosenstall zu schließen.

Risiken einzugehen und Verbotenes zu tun, ist seit jeher unbestritten ein Motor für erotische Fantasien: Aber akrobatische Höchstleistungen zu absolvieren oder sich prickelnden Gefahren auszusetzen, kann ab einem gewissen Alter auch ziemlich anstrengend und nervenaufreibend sein. Schließlich geht es bei gutem Sex ja nicht darum, neue Guinness-Rekorde aufzustellen, sondern sich ganz und gar hingeben und entspannen zu können. Die durchschnittlichen Deutschen sind mit 5 Stellungen laut Statistik angeblich sehr zufrieden. Und da geht es um klassische Löffelchen, Hündchen, Missionar & Co. Sex ist ja schließlich keine Turnstunde, auch kein Esoterik-Seminar oder ein Drahtseil-Akt. Im Bett ist's nämlich auch ganz nett. Hier können Sie Ihren Fantasien nämlich ungestört freien Lauf lassen. Stellen Sie sich beispielsweise vor, Sie befänden sich mit Ihrem Liebsten in einem Zugabteil und jeden Moment käme der Schaffner herein. Malen Sie sich aus, Sie liebten sich in der Flugzeugtoilette und würden von der Stewardess überrascht. Machen Sie das Ankleidezimmer in Ihrem Kopf zum Bürofahrstuhl und den Küchentisch zur Motorhaube eines Ferraris. Das Beste dabei: In Ihren eigenen vier Wänden kann Sie beim Liebesspiel garantiert nichts und niemand stören – und strafbar machen Sie sich auch nicht!

Aus meiner Sprechstunde

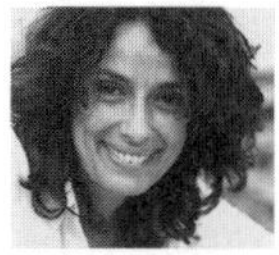

1. Die Macht der Gewohnheit

Eine 39-jährige Patientin gestand mir einmal, sie würde sich nicht trauen, ihrem Mann zu sagen, dass sie gerne mal Sex in der Heimsauna hätte. Als sie es ihm dann doch sagte, nachdem ich sie ermutigt hatte, war es offenbar auch kein Problem für ihn. Sie probierten es in der Sauna, auf dem Küchentisch und an anderen Orten im privaten Bereich. Und haben dann beide beschlossen, dass es im Bett doch viel entspannter und gemütlicher ist.

Ein anderes junges Paar hat sich lange bemüht, die Erotik spannend zu halten, indem es die unterschiedlichsten Stellungen praktizierte, um den Sex abwechslungsreich zu gestalten. Es stellte sich schließlich heraus, dass jeder es nur tat, um dem anderen einen Gefallen zu tun. Tatsächlich war es so, dass sowohl er als auch sie am meisten Lust bei der klassischen Missionarsstellung empfanden. Jetzt haben sie komplizierte Verrenkungen nach eigenen Angaben auf gelegentliche Ausnahmen beschränkt. Das klingt konservativ, aber tatsächlich ist die Missionarsstellung die, bei der der Hautkontakt – allein schon wegen der großen Fläche der Berührungsmöglichkeiten – am intensivsten ist. Außerdem genießen die beiden, dass sie sich dabei ansehen und sehr viel Nähe spüren können.

2. Körperwahrnehmung

Eine 25-jährige Frau hatte Probleme damit, sich ihrem Partner bei Licht oder gar nackt zu zeigen. Sie fand ihren Busen zu groß. Seit sie ihn sich hatte chirurgisch verkleinern lassen, fühlte sie sich wohler in ihrer Haut. Allerdings ist der Mann jetzt weg. Er stand nämlich auf ihre opulente Oberweite und kam mit der Veränderung nicht klar.

Eine andere Patientin (28) findet ihre Schamlippen zu groß und fühlt sich deshalb unattraktiv. Natürlich würden sie sich chirurgisch verkleinern lassen. Aber ich werde ihr dazu nicht raten, bevor ich nicht genau weiß, ob sie nur eventuelle Kommentare des anderen Geschlechts fürchtet (was kein Grund wäre, sich dafür unters Messer zu legen) oder ob sie damit tatsächlich – wie viele Frauen – Schmerzen beim Radfahren oder Probleme in Bikinis und knapper Unterwäsche hat.

3. Hingabe lernen

Eine 40-jährige Patientin, die sich gerade von ihrem Partner getrennt hat, leidet zwar nicht unbedingt unter der Trennung, allerdings unter der angesagten Enthaltsamkeit. Um befriedigt und unvoreingenommen einen neuen Partner kennenlernen zu können, geht sie jetzt regelmäßig zur Tantra-Massage. Dabei erlebt sie bei der Stimulation ihrer Yoni ganz für sich lustvolle Orgasmen, die sie darüber hinaus zu nichts und niemandem verpflichten. Dadurch fühlt sie sich befreit und offen für Neues.

Eine andere Frau (48) hat berichtet, dass sie ihre eigene Fähigkeit zur Hingabe entdeckt hat, seit sie sich von ihrem Partner mit Bondage fesseln lässt. Und das hat nur ein bisschen mit Sado-Maso zu tun, denn die beiden lieben sich seit 10 Jahren. Aber sie – Geschäftsfrau mit Kontrollambitionen – konnte sich beim Sex nie wirklich fallen lassen und hat selbst darunter gelitten. Durch die Fesseln darf er seine aktive Rolle als Mann ausleben, und sie hat gelernt, passiv zu genießen.

4. So sexy ist Eigenliebe

Ich bemerke in meiner Praxis immer wieder, dass es oft gerade biedere Hausmütterchen sind, die den tollsten Sex haben; unscheinbare Frauen, die sich nicht besonders stylen oder schminken und auf den ersten Blick gar nicht sonderlich begehrenswert wirken. Dagegen tun sich intelligente, beruflich erfolgreiche und attraktive Frauen häufig sehr schwer. Nach langjähriger Erfahrung habe ich geradezu ein Gespür dafür entwickelt, welche Frauen wirklich sexuell erfüllt sind. Denn sie strahlen irgendwie diesen Sex-Appeal aus, den man mit Make-up und Designer-Klamotten nicht »faken« kann. Wenn mir das als Ärztin auffällt, wie viel mehr muss das dann den Männern auffallen? Es sind oft Frauen, die ganz zu ihrer Weiblichkeit stehen, ohne darüber nachzudenken, wie sie sein oder welche Normen sie erfüllen sollten. Sie sind einfach bei sich. Und das törnt an. Meist wissen diese Frauen auch sonst im Leben genau, was sie wollen und lassen sich nichts von der Familie und der Gesellschaft diktieren. Sie tun, was Ihnen gut tut.

Aus meiner Sexualsprechstunde weiß ich, wie gut Männern das gefällt. Eine ihrer selbst bewusste Frau, die zu ihren Schwächen steht, befreit den Mann von vermeintlichem Leistungsdruck (»Hoffentlich komme ich nicht zu früh ...!«) und Versagensängsten (»Und wenn ›er‹ ihr jetzt zu klein ist ...?«). Indem Sie authentisch sind, geben Sie Ihrem Partner das Gefühl, es auch sein zu können. So wird Sex unverkrampft und lustvoll.

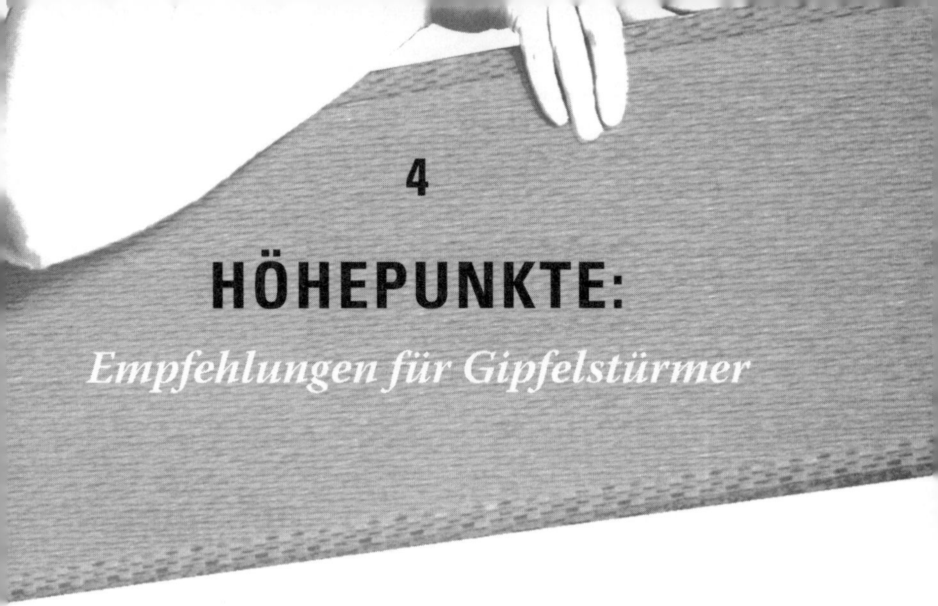

4

HÖHEPUNKTE:

Empfehlungen für Gipfelstürmer

Auf Schatzsuche: Der Mythos vom G-Punkt

Es ist die wahrscheinlich legendärste Zone auf der Landkarte des weiblichen Körpers. Aber die »Schatzkarte«, die dahin führt, besitzt bisher niemand wirklich. Die einen halten den G-Punkt für den »Schaltknopf zur weiblichen Ekstase«, die anderen für einen erotischen Mythos. Für viele Mediziner ist der vielbeschworene G-Punkt dagegen eher ein wunder Punkt der Forschung.

Seinen Namen verdankt er dem deutschen Gynäkologen Ernst G wie Gräfenberg, der 1944 bei der Untersuchung einer Vagina eine sensationelle Entdeckung machte: Wird eine münzgroße Stelle an der oberen Scheidenwand der Frau, etwa 5 cm von der Öffnung entfernt, stimuliert, führt das bei ihr garantiert zu einem ekstatischen Orgasmus. Und dieser Orgasmus ist angeblich so sensationell, als würde man endlich das Geheimnis des alles verschlingenden Bermuda-Dreiecks lösen. Dagegen erscheint der gewöhnliche klitorale Orgasmus so spannend, als würde man mit einem Pinsel nur die Tonscherbe einer altrömischen Amphore freilegen. Vielleicht träumen wir ja alle irgendwie von erotischen *Indiana Jones*-Abenteuern. Jedenfalls haben sich – seitdem die Existenz des G-Punktes bekannt ist – Millionen von Frauen und Männern als *Jäger des verlorenen Schatzes* auf die Suche nach diesem sagenhaften sexuellen Schlaraffenland in Miniaturform begeben – oft ohne Erfolg.

Die Wahrheit ist: Jede Frau verfügt über diesen Punkt. Aber: Nicht jede empfindet auch etwas Besonderes, wenn sie dort stimuliert wird. Trotzdem hat sich aus dem G-Punkt-Mythos inzwischen eine komplette Industrie entwickelt: Es wurden Sex-Toys entwickelt, mit denen sich der G-Punkt angeblich leichter erreichen lässt. Und auch Schönheitschirurgen haben den G-Punkt der Frau als Geldquelle entdeckt. Sie vergrößern ihn per Injektion, um ihn leichter auffindbar zu machen. Das vergrößert ihn von den Maßen einer 2-Cent-Münze auf die Größe eines 2-Euro-Stücks. Wer es sich leisten kann, darf das natürlich gerne probieren. Doch wenn eine Frau bisher nicht sonderlich viel bei der Stimulation ihres G-Punktes empfunden hat, würde wahrscheinlich auch eine teure Vergrößerung nicht viel bewirken.

Auf jeden Fall sollte sich jede Frau zunächst einmal ganz für sich alleine auf die Suche nach ihrem G-Punkt machen. Denn eben weil jede Frau einzigartig ist, kann er zum Beispiel auch direkt hinter dem Scheideneingang liegen oder aber ganz tief im Inneren. Für diese intime Expedition einfach mal einen Finger in die Vagina einführen, ihn in Bauchrichtung leicht krümmen und den Bereich erkunden. Die Stelle, an der sich die Haut ein wenig erhabener oder rauer anfühlt, mit der Fingerkuppe einige Zeit lang massieren. Sie wird aufgrund des vermehrten Blutzuflusses leicht anschwellen, und es stellt sich eventuell eine seltsame Empfindung zwischen Erregung und Urinierbedürfnis ein, weil dadurch auch die Harnröhre gereizt wird. Machen Sie trotzdem weiter, bis sich ein Wohlgefühl einstellt und Sie vielleicht sogar einen vaginalen Orgasmus erleben. Angeblich ist der G-Punkt sensibler, wenn vorher die Klitoris stimuliert wird. Auf jeden Fall aber muss der G-Punkt in der Regel länger und intensiver erregt werden als die Klitoris.

Falls Sie nach dem Selbstversuch den Partner mit einbeziehen möchten, lässt sich die Übung wiederholen, indem Sie seinen Finger bei dieser intimen Expedition federführend leiten, bis auch er ihn entdeckt hat. Vielleicht glückt ihm dann ja auch irgendwann mit seinem Penis eine »Punktlandung«. Zu den Sexpositionen, die den G-Punkt-Orgasmus begünstigen, gehört beispielsweise die sogenannte Löffelchenstellung, weil der Mann so leichter den vorderen Bereich der Vagina erreicht. Bei der Reiterstellung kann die auf ihm sitzende Frau die Richtung des Penis beeinflussen, indem sie sich beim Akt zum Beispiel leicht nach hinten lehnt. Und auch bei der klassischen Missionarsstellung kann der G-Punkt erreicht werden, indem die Frau dabei ihre Fersen auf die Schultern des Partners stützt. Im glücklichsten Fall empfindet sie dabei einen erfüllenden vaginalen Orgasmus, bei dem die Skene-Drüsen sogar eine Flüssigkeit ausstoßen können, die man auch als »weibliches Ejakulat« bezeichnet. Kann sein, kann aber auch nicht sein. Nur knapp 50 % aller Frauen haben nämlich ihren G-Punkt überhaupt bisher entdeckt. Und wie vielen davon seine Stimulation tatsächlich einen ekstatischen Orgasmus beschert, bleibt nach wie vor ungeklärt.

Abgesehen davon, haben sich schon viele Paare auf der Suche nach dem sagenhaften Lustzentrum der Frau nicht selten auch hoffnungslos verirrt. Solche Expeditionen können einem nämlich auch den Spaß an der Sache gründlich verderben und lustvollen Sex zu krampfhaften Bemühungen degenerieren lassen, bei denen die Lust auf der Strecke bleibt und dann auch das Auffinden des G-Punktes nicht mehr hilft. Zumal dabei oft allzu viele Versuche der Stimulation nicht zwangsläufig den G-Punkt erreichen, sondern die danebenliegende Harnröhre nachhaltig verärgern können, was im schlimmsten Fall zu einer chronischen Harnröhrenreizung führt. Versuch macht klug.

> *Auf der Suche nach dem sagenhaften G-Punkt hat sich schon so mancher hoffnungslos verirrt.*

Aber man sollte darauf achten, dass die übertriebene Suche nach dem Elysium, dem »seligen Feld«, nicht zum Lustkiller wird. Die malaysische Gynäkologin Chua Chee Ann behauptet übrigens, dass der sogenannte »A-Punkt« an der Scheidenvorderwand sehr viel reizempfindlicher sei als der umstrittene G-Punkt. Aber bevor man da als Schatzsucher auf Lebenszeit zurückbleibt, sollte man auch einfach mal einen Punkt machen – auch ohne »G«. Begeben Sie sich lieber gemeinsam auf lustvolle Expeditionen ins Wir-Reich.

Der Orgasmus: Ein Kommen und Gehen

Welcher Orgasmus wann, wo, wie und ob überhaupt stattfindet, ist wohl eines der größten Mysterien weiblicher Sexualität, auf das nur jede Frau für sich eine Antwort weiß. Der klitorale Orgasmus ist nach dem neuesten Stand der Forschung angeblich der häufigste, während der vaginale Orgasmus eher seltener ist. Welcher davon »besser« oder »befriedigender« ist, muss jeder selbst entscheiden. Und was ein multipler Orgasmus eigentlich ist und wann oder wie es dazu kommt, darüber streiten sich die Geister.

Die Statistik besagt, dass 80 % der deutschen Männer, aber nur 33 % der Frauen beim Sex regelmäßig zum Orgasmus kommen. Das hat aber nicht unbedingt etwas mit Lustverlust zu tun. Denn viele Frauen erleben Erregung, Lust und sexuelle Befriedigung ganz intensiv, auch wenn sie nicht unbedingt jedes Mal einen Orgasmus haben. Bei den Männern dagegen bedingen sich Ejakulation und Orgasmus zumeist gegenseitig, und das ist seit jeher so etwas wie eine »Existenzberechtigung« zur Fortpflanzung. Bei uns Frauen nicht, da wir ja trotzdem den Samen empfangen und als Folge ein Kind gebären können. Erst das moderne Leben hat dafür gesorgt, dass wir Sex nicht nur als Akt der menschlichen Fortpflanzung, sondern auch als reines Lustprinzip betreiben dürfen. Darum können wir uns alle Zeit der Welt lassen, um mit Experimentierfreude Sexpraktiken zu entdecken, die uns zum Gipfel der Befriedigung befördern. Anders als bei den Männern ist es bei uns Frauen kein evolutionäres Zwangsbedürfnis, sondern allein das erotische Vergnügen, das uns zum Höhepunkt führt (oder eben auch nicht).

Und wenn's nicht klappt? Kein Grund zum Frust und trotzdem viel Spaß an der Lust. Im Grunde sind wir da den Männern gegenüber immens im Vorteil, weil wir den Sex auch ohne Orgasmus hemmungslos genießen können und befriedigt sind, sie aber ohne Samenerguss nicht oder eher selten. Allerdings soll dem Mann das möglichst lange Zurückhalten des Ergusses nach der Tantra-Lehre besonders viel Lebenskraft geben. Damit bewährt sich die weibliche Taktik, ihn »hinhalten« zu können, doppelt. Denn auch die Frau kann so eine Erregungsphase erreichen, die über lange Zeit anhält und am Ende beiden einen Superorgasmus beschert.

Frauen erleben den Orgasmus sehr unterschiedlich. Bei vielen entlädt sich die sexuelle Anspannung auf dem Höhepunkt des Lustempfindens in rhythmischen Kontraktionen der Vagina, andere überrollen Wellen der Lust am ganzen Körper oder auch ein lustvolles Zittern und ein Gefühl der Hitze, das in alle Gliedmaßen ausstrahlt.

Dabei unterscheidet man in der Regel in vier Phasen: Zum einen in die *Erregungsphase*, die manchmal nur Sekunden, oft auch Stunden andauert, bis sich der Puls erhöht und die Schamlippen anschwellen und optimal durchblutet sind. Danach folgt die sogenannte *Plateauphase*, in der die Anspannung steigt und die Schamlippen ein Sekret absondern, das sie feucht und schlüpfrig macht. Weil Frauen in dieser Phase meist länger verweilen als Männer, gilt es, das Ganze zum eigenen Vergnügen ein wenig hinauszuzögern. Anschließend erfolgt die eigentliche *Orgasmusphase*. Im besten Fall löst das bei der Frau fünf Kontraktionen der Scheidenwand in einem Abstand von je 0,8 Sekunden aus. Beim Mann sind es in der Regel acht Kontraktionen, die länger auseinanderliegen. So viel zur Statistik. Abweichungen sind natürlich individuell verschieden. Anschließend folgt die *Rückbildungsphase*. Dabei senken sich Blutdruck, Puls und Atmung wieder, und man hat das Bedürfnis, sich aneinanderzukuscheln und zu schlafen.

Manchmal ist das aber auch durchaus einseitig. Denn während Männer nach dem Samenerguss meist in totenähnliche Schockstarre verfallen wie ein eingefangenes Meerschweinchen, fühlen sich viele Frauen nach dem Sex plötzlich putzmunter und theoretisch zu weiteren »Schandtaten« bereit. Wenn das so ist, gehören Sie wahrscheinlich zu den Frauen des sogenannten »Plateau-Typs«. Das heißt, bei Ihnen bleibt die Erregungskurve während und nach dem Orgasmus relativ konstant auf hohem Niveau. Ist der Höhepunkt erreicht, fällt die Lust nicht gleich wieder ab, sondern könnte schnell und leicht wieder entfacht werden (falls der Partner nicht schon in Tiefschlaf verfallen ist). Damit wären Sie prädestiniert für multiple Orgasmen, für die es dann oft sogar schon reicht, leicht und sinnlich berührt oder oral verwöhnt zu werden.

Bei Frauen des »Peak-Typs« steigert sich die Erregung bis zum Höhepunkt und fällt danach schlagartig ab. Ihr Intimbereich ist, sobald sie gekommen sind, häufig äußerst überreizt und extrem sensibel. Darum werden post-koitale Berührungen dann auch eher als unangenehm und sogar als schmerzhaft empfunden. In diesem Fall lieber erst ausruhen und abkühlen, bevor Sie sich wieder anheizen lassen.

Außerdem sollte man nie vergessen: Der Orgasmus ist kein Pflichtprogramm! Er wird oft zu Unrecht als höchstes Ziel des sexuellen Aktes betrachtet. Durch diesen selbstgemachten »Leistungsdruck«, der auch von Medien, Industrie und Gesellschaft geschürt wird, glauben Männer wie Frauen nämlich, dieses Ziel unbedingt erreichen zu müssen. Tatsächlich stören diese Bemühungen das Wesen des Liebes-»Spiels«, das aus natürlicher Neugier, sinnlichem Erlebnis, Kreativität und Hingabe besteht, zum Teil erheblich und sind in der Folge einer sexuellen Erfüllung sogar abträglich. Übrigens ist es durchaus opportun, einen Orgasmus vorzutäuschen. Laut Statistik tun 70% der Frauen das regelmäßig – unter Einberechnung der Dunkelziffer sind es sogar 90%. Und entgegen aller Macho-Behauptungen würden die wenigsten Männer das überhaupt bemerken.

Wie einfach und trotzdem überzeugend eine Frau ihrem Partner einen Orgasmus vortäuschen kann, zeigt Meg Ryan in der berühmten Filmszene aus *Harry und Sally*, die wohl jeder kennt. Vor den Augen aller Gäste eines Dinners kommt sie da anscheinend zu einem ekstatischen Höhepunkt, während sie ganz nebenbei unbeeindruckt ihr Sandwich mampft und alle anderen gebannt und mit offenem Mund dasitzen. Dass Frauen das tun, hat verschiedene Gründe. Zum einen den, dass – wie oben geschildert – ihre sexuelle Erfüllung oder der Fortpflanzungswunsch nicht zwangsläufig von einem Orgasmus abhängig ist, sie ihren Partner aber nicht als »Versager« dastehen lassen möchten. Manche fühlen sich durch die leistungsbetonten Bemühungen des Partners unter Druck gesetzt und möchten durch die Täuschung die Situation buchstäblich »entspannen« und den Geschlechtsakt auf subtile Weise zum Abschluss bringen.

Einige Frauen, die seltener oder bisher noch nie einen Orgasmus erlebt haben und sich dadurch minderwertig fühlen, haben diese sexuelle Notlüge als Routine perfektioniert, weil sie sie nicht in Erklärungsnöte bringt und jeglicher Rechtfertigungen enthebt. Denn: Wer will schon anschließend die leidige Frage hören: »Bist du denn eigentlich gekommen …?« Es gibt aber auch Frauen, die den vorgetäuschten Orgasmus einsetzen, um eine gerade empfundene Reizung auf diese Weise derart zu steigern und den Partner dadurch »bei der Stange« zu halten, dass sie selbst schließlich tatsächlich zum Höhepunkt kommen. Ein gelegentliches Vorspielen des Orgasmus kann so für manche Paare also durchaus auch eine Bereicherung sein.

Den perfekten Rhythmus finden: So geht's leichter

Es gibt kein zuverlässiges Rezept, das jeder Frau einen gelungenen Orgasmus garantiert. Guten Sex muss sich jeder selber »backen«. Aber es gibt eine Reihe von »Zutaten« und Tipps, die den Weg zum Höhepunkt erleichtern. Befragen Sie dazu einfach auch mal Ihr Körpergedächtnis. Das ist nämlich schlauer, als wir denken. Denn jeder Körper erinnert sich an seine »Erfolgsgeschichten« und nimmt daher beim Sex am liebsten eine Position ein, die er mit einem besonders orgiastischen Erlebnis verbindet. Das gilt sowohl für die bevorzugte Beinstellung – gespreizt oder zusammengepresst – als auch für die favorisierte Sexposition. Für die eine Frau ist es die Missionarsstellung, die schon häufiger einen Orgasmus ausgelöst hat, für die andere die Reiter- oder Hundestellung. Entscheidend sind die jeweiligen Anatomien, da jede Position unterschiedliche Körperregionen stimuliert. Ganz abgesehen davon, dass jede Position auch andere Fantasien im Kopf auslöst.

Auch wenn Ihnen beim Anblick Ihres nackten, erregten Partners und beim Spüren seiner intimen Berührungen die Luft wegbleibt: Atmen Sie – und zwar tief und regelmäßig. Denn der Orgasmus ist mit einer Reihe von Muskelkontraktionen im Genitalbereich verbunden. Damit sie ausgelöst werden können, braucht das Gewebe eine ausreichende Sauerstoffzufuhr. Manche Frauen fühlen, wie die Erregungskurve ansteigt, und dann verschlägt es ihnen buchstäblich den Atem. Das kann die Kurve der Luststeigerung bis hin zu einem Orgasmus dann unter Umständen unterbrechen. Also: Einatmen, ausatmen, einatmen, ausatmen ... Dabei können Sie bewusst mit Ihrer Aufmerksamkeit ins Becken gehen und genau dorthin atmen. Das kann den Orgasmus noch steigern. Versuchen Sie, den Kopf auszuschalten, in den Körper zu gehen und sich ganz der Empfindung hinzugeben.

Phasen der passiven Hingabe und Phasen der Aktivität sollten sich abwechseln. Darum: Bewegen Sie sich beim Sex. Bleiben Sie nicht immer passiv. Nicht umsonst wird der Geschlechtsverkehr ja auch »Akt« genannt, weil es darum geht, sich gemeinsam und aktiv auf den Höhepunkt hin zu bewegen. Lassen Sie Ihr Becken kreisen, ziehen Sie bewusst den Beckenboden zusammen, spannen Sie dort die Muskeln an, krümmen Sie den Rücken, heben Sie Ihren Po und lassen Sie die Beine sprechen. Und dann leiten Sie Ihren Partner an, um einen Rhythmus zu finden, der beiden taugt. Für die einen sind es langsame, regelmäßige Bewegungen, für die anderen solche, die bis zur Ekstase immer schneller und heftiger werden.

Übrigens: Es ist durchaus erlaubt, zu simulieren (s.o.). Und zwar nicht etwa, um Ihren Partner zu täuschen, sondern um sich selbst zu überlisten und zusätzlich zu stimulieren. Nicht umsonst fühlen sich viele Frauen, wie gesagt, vom eigenen Stöhnen besonders erregt. Oder schalten Sie Ihr Kopfkino ein, um den übertriebenen Lusteffekt noch zu steigern. Zu gutem Sex gehören immer auch erotische Fantasien. Und vielleicht das Wichtigste: Üben Sie, alleine zum Orgasmus zu kommen. Trainieren Sie Ihre Beckenboden-Muskulatur und finden Sie heraus, wie Sie sich selbst befriedigen können. Das steigert dann nämlich auch die Lust am Sex mit dem Partner und macht einen ekstatischen Orgasmus sehr viel wahrscheinlicher.

Ein gut trainierter Beckenboden macht einen ekstatischen Orgasmus wahrscheinlicher.

Selbst ist die Frau: Intime Erkenntnisse gewinnen

Vergessen Sie die verklemmten Ammenmärchen, die behaupten, dass Selbstbefriedigung schädlich sei, dass einem davon die Haare ausfallen würden oder sie uns »verdummen« ließe. Tatsächlich macht uns Selbstbefriedigung eher klüger und ist zudem auch noch gesund. Die »Ipsation« (von lat.: selbst) oder das, was Sigmund Freud auch »Autoerotik« nannte, ist wichtig, um sich und seinen Körper kennenzulernen, herauszufinden, was man mag und was nicht. Viele Frauen stimulieren sich dazu mit ihren Händen an der Klitoris, in der Scheide oder an der Brust, manche nehmen Sex-Toys wie Kugeln oder Vibratoren zu Hilfe, andere bevorzugen erotische Filme oder das eigene Kopfkino. Alles ist erlaubt, was Spaß macht. Und das Schöne dabei: Man ist nur sich selbst Rechenschaft schuldig. Gerade für Frauen, die sich beruflich oder privat besonders gestresst fühlen, ist Masturbation eine einfache und gesunde Möglichkeit zum Abschalten und Entspannen. Für Männer war die regelmäßige Selbstbefriedigung schon immer eine Selbstverständlichkeit. Und Star-Regisseur Woody Allen macht auch allen Frauen Mut, wenn er bekennt: »Sagen Sie nichts Schlechtes über Onanie. Es ist Sex mit jemandem, den man wirklich liebt!« Selbstbefriedigung setzt nämlich einen liebevollen Umgang mit sich selbst voraus und die Achtung vor der eigenen Sexualität.

Leider gibt es erstaunlicherweise noch immer sehr viele Frauen, die ihren eigenen Intimbereich gar nicht kennen, sich dort auch nicht berühren können und dazu oft nur sagen »da unten«. Egal, wie Ihre Erziehung Sie geprägt hat: Nehmen Sie doch einfach mal einen Spiegel zur Hand und geben Sie sich einer intensiven »Selbstbetrachtung« hin. Frauen, die es verstehen, sich selbst zu befriedigen, haben darüber hinaus schon immer die Fantasien der Männer beflügelt. Man denke nur an das Kunstwerk »Masturbation«, das Gustav Klimt vor 100 Jahren schuf. Frauen, die sich ihrer eigenen Sexualität bewusst sind, können nämlich auch den Geschlechtsverkehr mit dem Partner viel intensiver genießen (er übrigens auch) und haben dabei viel größere Chancen auf einen erfüllenden Orgasmus als Frauen, die ihren Intimbereich verschämt tabuisieren.

Nicht umsonst wird in der hinduistischen Kultur dieser Bereich als Kraftquelle angesehen und gilt in der Chakren-Lehre als Wurzel der Lebensenergie. Hinzu kommt, dass heute, in einer Zeit wechselnder Partnerschaften und vieler Single-Existenzen die Onanie auch dabei hilft, in Phasen ohne Partnerschaft die eigene Sexualität zu leben und Kraft aus sich selbst heraus zu schöpfen, ohne erotischen Frust aufzubauen. Denn das würde sich spätestens bei der nächsten Beziehung rächen.

Der Beckenboden: Die Basis der Lust

Egal ob allein oder zu zweit: Basis der Lust ist der Beckenboden. Es ist zum Teil erschreckend, wie viele Frauen nicht wissen, wo er eigentlich ist und was man mit ihm tun kann. Medizinisch betrachtet, handelt es sich beim Beckenboden um Schichten aus Bindegewebe und Muskulatur, die den Bauchraum nach unten, hinten und vorne abschließen, Blase, Harnröhre, Scheide und Darm umgeben und die Bauchorgane tragen. Durch seine »tragende Rolle« wird der Beckenboden im Laufe des Lebens sehr belastet. Schwangerschaften und Geburten, häufiges Husten, Niesen, Lachen oder Hüpfen, berufliche Sitztätigkeiten, das Tragen schwerer Lasten oder eine Gewichtszunahme strapazieren ihn zusätzlich, weil er immer dagegenhalten muss. Zu wissen, wie man ihn aktiv anspannt und entspannt, bestimmt nicht nur unseren täglichen Weg zur Toilette beim Wasserlassen oder beim Stuhlgang, sondern auch den Stoffwechsel und die Funktionen der inneren Organe sowie das Erleben des Geschlechtsverkehrs. So pulsiert der Beckenboden bei einem Orgasmus reflektorisch, das heißt Entspannung und Anspannung wechseln sich ab. Je stärker die Kontraktionen, desto intensiver das Erlebnis.

Der Beckenboden gilt darum in vielen Kulturen als Basis des Lebens. Im Hinduismus ist hier nicht umsonst der Sitz des »Wurzel-Chakras«. Das kann man sich – auch ohne Yogi zu sein – so vorstellen, dass es der Boden ist, in dem der Baum des Lebens fest verwurzelt ist. Aus ihm bezieht er seine Kraft, seine Nährstoffe und die Energie zu wachsen, zu blühen und Früchte zu tragen. Ihn zu stärken, ist darum auch ein wichtiges Prinzip beim Yoga-Training. Da geht es um »Erdung« und darum, sich seiner Wurzeln bewusst zu werden – nicht nur geistig, sondern auch körperlich. Darum ist es in der hinduistischen Kultur so wichtig, das Wurzel-Chakra zu aktivieren, unter anderem, um guten Sex zu haben.

Das ist auch medizinisch richtig. Denn erst wenn man einen Bezug zum Beckenboden und den Beckenorganen hat, ist man sich auch seiner Identität und Weiblichkeit bewusst. Die meisten Menschen fühlen den Beckenboden zunächst gar nicht, weil er nicht so spürbar wie andere Muskeln ist (zum Beispiel an Waden oder Po), die man im Laufe des Tages immer mal wieder bewusst oder unbewusst kontrahiert. Dabei ist es gerade für Frauen wichtig, ihn regelmäßig und intensiv zu trainieren, nicht nur, um einer Senkung vorzubeugen, sondern auch, um mehr Lust beim Sex zu empfinden. Eine gut trainierte Beckenboden-Muskulatur verstärkt nämlich auch die Kontraktionen der Vagina. Ist die Muskulatur eher schlaff, reagiert sie nämlich weniger intensiv auf Stimulierungen, das Körperempfinden ist eher passiv und die Auslösung eines Orgasmus wird unwahrscheinlicher. Das ist etwa so wie bei einem Sprinter, der sich vor dem Start nicht genügend aufwärmt, und dann mit einer Zerrung ausscheiden muss, bevor er ins Ziel kommt. Wer noch dazu gut geübt hat, tief ins Becken atmen zu können, ist im Vorteil. Denn so wird die Sauerstoffzufuhr im Genitalbereich intensiviert, und das steigert das Lustempfinden.

Außerdem wirken das eigene Körperbewusstsein und das Wissen um die aktiven Einsatzmöglichkeiten sämtlicher Register sehr ansteckend auf den Partner. Es törnt ihn an. Eigentlich sollte das Beckenboden-Training zu einem alltäglichen Ritual werden wie das Zähneputzen. Denn das ist für eine gesunde, ausgefüllte Erotik viel wichtiger als akribisches Haarstyling oder ein perfektes Make-up.

Und es ist viel einfacher, als man denkt. Jede Frau kann dies jeden Tag in unterschiedlichsten Situationen für sich ganz allein üben und perfektionieren. Die erste Lektion ist, beim Gang zur Toilette den Urinstrahl immer wieder zu unterbrechen. Sehr gut ist es auch, das Schambein zum Nabel zu ziehen, fünf Sekunden halten, loslassen, wiederholen und dabei das Atmen nicht vergessen. Damit wird nicht nur der Beckenboden trainiert, sondern auch die Wirbelsäule aufgerichtet. Diese Übung sorgt für die Haltung einer Königin, für Grandezza mit Sex-Appeal! Wahrscheinlich hat schon Kleopatra so ihr tägliches »Work-out« bestritten.

Die verschiedenen Schichten des Beckenbodens kann man auch trainieren, indem man sich vorstellt, kleine Gegenstände wie beispielsweise Kirschkerne mit der Scheide nach oben zu transportieren. (Aber bitte nicht einführen, sondern sich nur vorstellen!) Wer schon ein Gefühl dafür bekommen hat und ein bisschen geübt ist, kann das quasi in jeder Lebenslage trainieren: Im Job am Computer, bei einem langweiligen Kaffeekränzchen, einem Dinner, das sich ewig hinzieht, oder abends vor dem Fernseher. Das Schöne ist: Es ist eine reine Privatsache, und niemand – außer Ihnen selbst – bemerkt etwas davon. Und trotzdem machen Sie sich mit solchen Beckenboden-Übungen fit fürs Liebesleben und fürs Alter. Denn auch, wenn's niemand hören will: Es beugt einer Senkung der Gebärmutter und drohender Inkontinenz vor, hält die Klitoris straff und bewahrt den Genuss am Sex. Sie können natürlich auch jeden Tag joggen oder sich in der Mucki-Bude abrackern. Aber das hat eventuell nur mittelbar einen Effekt auf Ihr Liebesleben. Mit einer gut trainierten Beckenboden-Muskulatur können Sie nämlich beim Sex durch gezielte Kontraktionen den Lusteffekt für sich und den Partner ganz bewusst steigern. Wenn Sie dort am nächsten Tag einen Muskelkater haben, ist das ein gutes Zeichen. Gute Trainer empfehlen dann: Einfach entspannt weitermachen …!

Aus meiner Sprechstunde

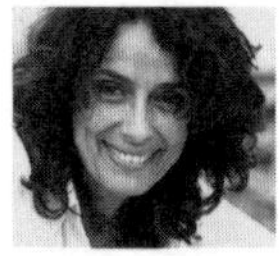

1. Orgasmus muss nicht sein

Von einer 45-jährigen Patientin erfuhr ich, dass sie erst kürzlich zum ersten Mal mit ihrem Mann einen Orgasmus hatte, obwohl beide schon seit zehn Jahren verheiratet sind. Die Erfahrung war für sie zwar ganz wunderbar, aber sie hat mir glaubhaft versichert, dass sie auch in den Jahren zuvor keine sexuelle Erfüllung vermisst hatte. »Unsere erotische Erfüllung war nie von einem – so oder so gearteten – Höhepunkt abhängig«, sagte sie. Falls ein Orgasmus noch einmal käme, wäre es schön, aber nicht wesentlich für die Beziehung. Beide sind nach wie vor sehr glücklich zusammen, was bestätigt, dass dem hingebungsvollen Liebes-»Spiel« manchmal eine viel größere Bedeutung zukommt als dem unbedingten Bestreben, einen Orgasmus auslösen zu wollen. Für mich als Gynäkologin war das ein Zeichen dafür, dass keine Frau einen Orgasmus haben muss und trotzdem erfüllt sein kann.

2. »Spieltrieb« ist erlaubt

Eine 39-jährige Patientin bekannte, dass sie sich schämt, weil sie beim Sex mit ihrem Partner zusätzlich einen Vibrator für Klitoris und Scheide (abwechselnd mit dem Penis) braucht, um beim Sex zum Höhepunkt zu kommen. Das ist durchaus keine Seltenheit. Größer ist die Scheu, dem Partner das zu sagen, weil man ihm damit oft das Gefühl gibt, allein nicht »seinen Mann« stehen zu können. Wichtig ist, sich selbst (und ihn) von diesen Hemmungen freizumachen. Wenn der Partner offen ist und sich begehrt fühlt, findet er das unter Umständen sogar sehr erregend, und der Sex wird mit dem zusätzlichen »Spielzeug« vielleicht noch aufregender.

3. Der Beckenboden, ein unbekanntes Territorium

Ich bin als Gynäkologin immer wieder entsetzt darüber, dass viele Frauen nicht einmal wissen, wo und was ihr Beckenboden eigentlich ist, geschweige denn, wie sie sich seiner bewusst machen oder ihn aktivieren können. Darum empfehle ich das intensive Training der Beckenboden-Muskulatur Frauen jeden Alters und in jeder Situation. Einfache Übungen finden sich in diesem Kapitel, aber man kann auch Kugeln und Stimulationsgeräte zu Hilfe nehmen, um sich diese immens wichtige Körperregion bewusst zu machen. Ich selbst habe Magnete entwickelt, die sich entweder in die Scheide einführen lassen oder dezent in den Slip integriert den Beckenboden aktivieren und die Durchblutung des Genitalbereichs fördern (siehe S. 239). Das verspricht nicht nur einen Lustgewinn beim Sex, sondern auch die dafür entscheidende »Erdung«, die jede Frau braucht, um sich in ihrem Körper und in ihrer Sexualität zuhause zu fühlen.

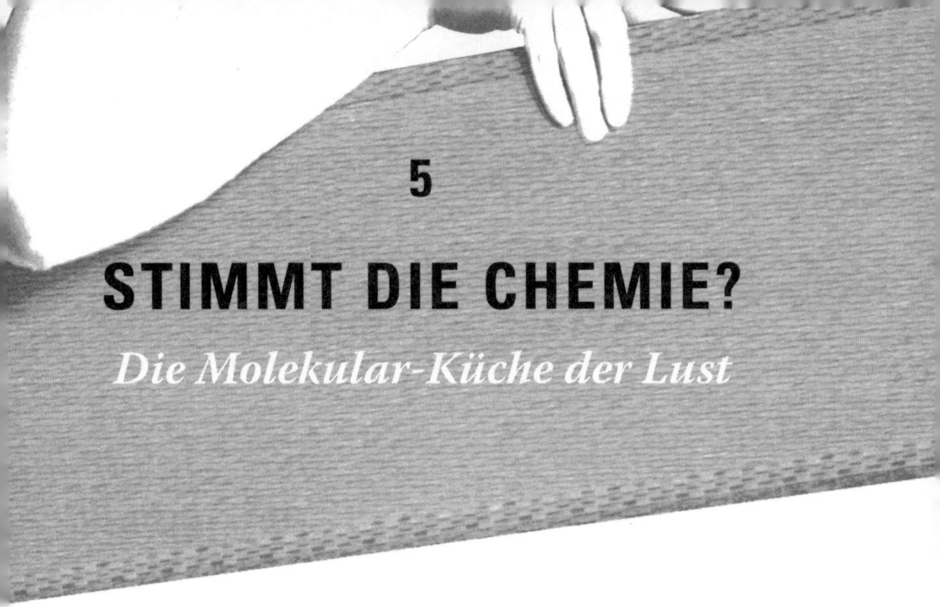

5

STIMMT DIE CHEMIE?

Die Molekular-Küche der Lust

Erotik ist nicht nur eine Herzensangelegenheit

Machen Sie sich keine Illusionen: Lust ist keine Frage der freien Selbstbestimmung, man kann der Libido auch nicht unbedingt per Psychoanalyse Herr werden, wie Sigmund Freud behauptete. Und Lust ist auch keineswegs eine reine Herzensangelegenheit. Innige Gefühle, weltumspannende Philosophien, psychologische Befindlichkeiten und gesellschaftliche Prädispositionen haben letztlich nur einen geringen Einfluss darauf, ob wir gerade Lust auf Sex haben oder nicht. Manchmal überfällt sie uns plötzlich und unerwartet wie ein Gewitterschauer – egal, ob wir gerade die Fenster putzen oder mitten in einer wichtigen Konferenz sitzen. Dann wieder schleicht sie sich langsam von hinten an wie ein Verbrecher und killt nach und nach jeden vernünftigen Gedanken, bis wir uns auf nichts anderes mehr konzentrieren können. Dann wieder kommt sie harmlos und niedlich daher wie ein weiches Plüschtier, das das Kind in uns tröstet. Und manchmal bleibt sie lange und gänzlich weg wie ein Matrose auf großer Fahrt.

Beim Sex selbst scheint allein der Unterleib die Regie zu führen. Doch auch dieser Eindruck täuscht. Denn: Lust entsteht im Kopf! Erst durch ein komplexes Zusammenspiel von Hormonen und Botenstoffen wird aus der physiotherapeutischen Turnstunde ein leidenschaftliches Erlebnis. Die Mechanismen, durch die das Hirn zur Schaltzentrale der Begierden, Sehnsüchte und Bedürfnisse wird, sind in Teilen gut erforscht, warten aber immer noch mit einigen Rätseln auf. Denn wie so oft steckt der Teufel im Detail. Es sind diabolische Hormone wie Testosteron und Östrogen und heimtückische Neurotransmitter wie Oxytocin und Dopamin, die darüber bestimmen, wonach uns gerade ist. Hergestellt werden Hormone unter anderem in der Hirnanhangdrüse (Hypophyse), der Zirbeldrüse, der Schilddrüse, in den Eierstöcken, der Nebenniere, in Nervenzellen und in bestimmten Bereichen der Bauchspeicheldrüse. Sie sind klein, aber oho! Sie schwimmen durch unsere Adern, tummeln sich in unseren Nervenbahnen, stimulieren unsere Drüsen, bedienen sich unserer Gehirnzellen, lenken unsere Bedürfnisse, unseren Appetit auf Sex und regieren sogar unseren Kleiderschrank.

Lust entsteht im Kopf: Dabei haben Testosteron und Östrogen, Serotonin und Dopamin ein entscheidendes Wörtchen mitzureden!

Mal fühlen wir uns begehrt, wählen ein elegantes Outfit, bestellen uns Champagner und Kaviar, sonnen uns in der Aufmerksamkeit des anderen Geschlechts und finden es göttlich, aus der Ferne angebetet zu werden. Dann wieder haben wir ganz bodenständige Gelüste, werfen uns in einen Jogginganzug, ziehen dicke Socken an, knabbern Kekse, legen eine romantische Hollywood-Komödie in den DVD-Player und möchten einfach nur kuscheln. Manchmal stehen wir auf scharfe Sachen, haben regelrechten Heißhunger auf Sex und nutzen jede Gelegenheit, um ihn möglichst hier und jetzt zu befriedigen: Aufreizendes Styling, eine heiße Party und hoffentlich jemand zum Abschleppen für einen One-Night-Stand. Hin und wieder haben wir einfach »null Bock«, sind völlig abgetörnt, geben uns zölibatären Phasen und vegetarischer Küche – ganz ohne »fleischliche Gelüste« – hin, treffen gleichgesinnte Freundinnen beim Yoga und reden über esoterische statt erotische Selbstverwirklichung. Und dann wieder träumen wir von der romantischen Liebe und dem Märchenprinzen, der uns auf dem weißen Pferd abholt und auf Händen trägt. Wir ziehen das weiße Flatterkleid aus dem Kleiderschrank, schütteln das Federbett auf und möchten Tauben fliegen lassen – nur ja nicht profan gevögelt werden.

Und wenn wir zu diesen ganzen, schwankenden Befindlichkeiten dann doch irgendwann den richtigen Partner finden, sagen wir nicht umsonst: »Bei uns stimmt eben einfach die Chemie!« Ja, das ist tatsächlich so.

Hinter alldem stecken nämlich diese molekularen Kobolde, die unsere Triebe steuern und sich immer wieder neu formieren. Welche biochemischen Botenstoffe der Lust bei Ihnen gerade Oberhand haben, können Sie mit dem folgenden kleinen Situations-Check prüfen:

LUST-TEST

Es ist Abend. Sie stehen vor dem Kleiderschrank und wählen ein Outfit. Wonach greifen Sie?

❶ Elegantes Drapée-Kleid, Pumps und tailliertes Bouclé-Jäckchen
❷ Leder-Mini, asymmetrisches Top, Netzstrümpfe und Ankle-Boots
❸ Jogginghose, XL-Pulli, Stricksocken und Wärmflasche
❹ Haremshose, Tunika, Zehensandalen und lange Ohrringe
❺ Chiffonkleid mit Rüschen, Pashmina-Schal, Ballerinas und Haarreif

Für welche Freizeitbeschäftigung würden Sie sich heute, nach Feierabend, entscheiden?

❶ Luxus-Shopping in der Stadt und anschließender Cocktail in einer schicken Bar
❷ Erst mal schlafen und später auf eine heiße Party in einen angesagten Club
❸ Eine Pizza in den Ofen schieben und auf dem Sofa einen Krimi gucken
❹ Freundinnen zur Tea-Time treffen und ins Yoga-Studio gehen
❺ Ein Beautyprogramm im Bad absolvieren und einen historischen Roman lesen

TEST

Welches Gericht von dieser Speisekarte würden Sie jetzt wählen?

❶ Gratinierte Jakobsmuscheln mit Forellenkaviar an Brunnenkressesalat
❷ Penne Arrabiata mit Tomaten-Rucola-Salat
❸ Rindsrouladen mit Gartengemüse und Kartoffelpüree
❹ Thai-Curry mit Gemüse, gebratenem Tofu und Duftreis
❺ Kaiserschmarrn mit Mandeln, Rosinen und Apfelkompott

Auf welches Zitat würden Sie gerade am ehesten einsteigen?

❶ »Schau mir in die Augen, Kleines!« (Casablanca)
❷ »Glauben Sie an Liebe auf den ersten Blick?«
»Das spart eine Menge Zeit!« (Nachts unterwegs)
❸ »Zärtlichkeit ist das Ruhen der Leidenschaft« (Joseph Joubert)
❹ »Zu hoffen, von der Liebe glücklich gemacht zu werden, ist ein sicherer Quell des Kummers« (Gefährliche Liebschaften)
❺ »Mit ihr war der Schnee immer ein bisschen weißer« (Schlaflos in Seattle)

Auflösung: Siehe nächste Seite

AUFLÖSUNG:

Vorwiegend ❶

Sie haben heute viele weibliche Hormone, wie Östrogene und auch Progesteron in sich. Sie genießen Ihre Weiblichkeit und ziehen gerne die Blicke von Männern an. Dabei geht es Ihnen vielleicht mehr um die Bewunderung als um reinen Sex. Sie wollen einfach Frau sein, ganz und gar. Serotonin hilft Ihnen beim Genießen und bei der Qual der Wahl …

Vorwiegend ❷

Sie wollen Sex: Hier und jetzt! Bei Ihnen regiert die Begierde und damit der Botenstoff Dopamin. Sie haben heute einen tollen Cocktail aus Dopamin und Noradrenalin, Adrenalin, Testosteron und DHEAS in sich. Sie wollen Abenteuer, Party und wilden Sex. Auch das Melatonin spielt jetzt eine Rolle und hilft dabei, eine lange, aufregende Nacht durchzustehen …

Vorwiegend ❸

Vertrautheit und Zärtlichkeit sind Ihnen wichtiger als erotische Abenteuer und wilder Sex. Bei Ihnen macht sich gerade das »Kuschelhormon« Oxytocin breit. Und auch das Wohlfühlhormon Serotonin ist mit im Spiel. Mit dem richtigen Partner ist auch das eine Grundlage für guten Sex – auf jeden Fall voller Zärtlichkeit und Genuss. Progesteron sorgt für Entspannung, und körpereigenen Morphinen verdanken wir es, dass wir uns rundum wohl in unserer Haut fühlen.

Vorwiegend ❹

Sie haben einfach keine Lust, und Sex ist Ihnen auch viel zu anstrengend. Wahrscheinlich liegt das daran, dass entweder Ihr Testosteron-Tank auf »Reserve« läuft oder Ihr Körper zu viel Östrogen vorrätig hat. Vielleicht ist auch Ihr Prolaktin nicht im Normbereich. Sie brauchen einfach eine Auszeit im Frauenkreis, wo sich auch Ihre Östrogen- und Progesteron-Spiegel erholen können.

Vorwiegend ❺

Sie sind auf dem Romantik-Trip. Viele Östrogene unterstützen die Kleinmädchenträume vom Traumprinzen auf dem weißen Pferd. Serotonin und Endorphine sorgen für Wohlbefinden und Glücksgefühle (auch ohne Sex). Und Prolaktin hilft dabei, diese Situation ganz entspannt zu genießen.

Von jedem etwas

Herzlichen Glückwunsch! Ihr Hormonhaushalt befindet sich offenbar in einer beneidenswerten Balance und bringt Sie in die Lage, jedweden Gelüsten nachzugeben, ohne von einem dieser Botenstoffe übermäßig drangsaliert zu werden. Aber Vorsicht: Dieser Zustand ist selten stabil und kann sich schon morgen wieder verändern. Das ist wie der kurze Moment des Gleichgewichts auf einer Wippe. Macht aber nichts: Einfach genießen!

Oxytocin: Das »Kuschelhormon«

Versuchen Sie mal, sich in die Situation einer Wühlmaus zu versetzen. Zugegeben, das ist wahrscheinlich etwas zu viel verlangt. Tatsache aber ist, dass sich neueste wissenschaftliche Erkenntnisse über das »Kuschelhormon« Oxytocin am Leben der Bergwühlmaus und ihren Verwandten in der Prärie orientieren. Denn während die Bergbewohner ihre Partner scheinbar wahllos wechseln, sich kaum um den Nachwuchs kümmern und von Bindungsängsten geprägt sind, gehen ihre Artgenossen in der ebenen Prärie eine feste, lebenslange Partnerschaft ein und kümmern sich gemeinsam um den Nachwuchs. Der kleine Unterschied wird auf den Umstand zurückgeführt, dass die Präriewühlmäuse in ihrem Hormonhaushalt über mehr Vorräte an Oxytocin verfügen als ihre Verwandten aus den Bergen. Denn dieser biochemische Wirkstoff sorgt dafür, dass Vertrauen entstehen kann, der Wunsch nach Bindung, Zärtlichkeit und Treue wächst. Und das gilt nicht nur für Wühlmäuse …

Etliche Studien haben inzwischen die Rolle dieses Hormons für die Sexualität des Menschen, seine Psyche und sein Sozialverhalten erforscht. Das Neuropeptid (oder sollte man »Popptid« sagen …?) intensiviert die zwischenmenschliche Beziehung und wird bei angenehmen Körperkontakten, Zärtlichkeiten und in vertrauten Situationen vermehrt gebildet. Und beim Orgasmus schnellt seine Konzentration auf Rekordwerte hinauf. Vorausgesetzt, der Partner passt. Denn weil Oxytocin an allen Prozessen beteiligt ist, die der Fortpflanzung und dem Arterhalt dienen, ist die Grundvoraussetzung für die Bildung dieses Hormons vor allem eines: Vertrauen. Damit ist Oxytocin der emotionalste aller Botenstoffe. Und das bedeutet zugleich, dass Gefühle mehr als nur eine Herzensangelegenheit sind und sie nur dann entstehen, wenn buchstäblich »die Chemie stimmt«.

Mit genügend Oxytocin im Blut erfährt man höchste Lust – auch im Jogging-Anzug, mit dicken Socken an den Füßen, Kekse knabbernd und völlig ungestylt. Denn dank des »Kuschelhormons« darf man sich getrost darauf verlassen, dass man so geliebt wird, wie man ist. Mit ihm wird Lust alltagstauglich, es intensiviert die Vertrautheit und verankert die Gefühle.

Anfangs konzentrierte sich das Interesse an diesem Stoff, der in der Hirnanhangdrüse gebildet wird, auf rein physiologische Wirkungen. So stellten Wissenschaftler schon im frühen 20. Jahrhundert fest, dass Oxytocin bei Schwangeren Kontraktionen der Gebärmutter auslöst und die Wehen einleitet. Es wird bis heute bei Schwangeren mit Wehenschwäche und nach der Geburt zur Rückbildung der Gebärmutter eingesetzt. Außerdem stimuliert es anschließend den Milchfluss der Mutterbrust und erleichtert so das Stillen des Neugeborenen. Und auch das ist ja schließlich eine Frage des Urvertrauens zwischen Mutter und Kind.

Weil Oxytocin das Vertrauen unterstützt, Stress abbaut und Ängste nimmt, wird es in der Medizin übrigens auch in psychologischen Therapien bei Autismus oder Phobien eingesetzt. Es schärft darüber hinaus den Blick für die Gemütslage anderer Menschen und sensibilisiert die emotionale Wahrnehmung. So wurde bei Versuchen festgestellt, dass Mimik und Tonfall von Rednern, die Antworten auf bestimmte Fragen geben mussten, von Probanden unter erhöhtem Oxytocin-Einfluss dezidierter eingeschätzt wurden. Sie konnten klarer darüber urteilen, ob der Befragte wütend, traurig, gleichgültig oder glücklich war. So gesehen, bestimmt die Chemie tatsächlich unsere emotionale Urteilsfähigkeit.

Oxytocin tut übrigens auch Männern gut. Neueste Forschungen setzen darauf, dass sowohl extrem schüchterne Männer ihre Scheu als auch notorische »Betthupfer« ihre Bindungsängste mit dem Kuschelhormon überwinden können.

Wissenschaftler der Universität Bonn haben herausgefunden, dass Oxytocin Männer treu macht. Man bekommt es als Hormon-Spray zwar in der Regel nur auf Rezept, aber so manche betrogene Ehefrau soll laut Internet schon versucht haben, es ihrem Partner unter die Nase zu reiben. Ob es auch Frauen treu macht …? Übrigens: Neueste Tests haben ergeben, dass es bei dem Oxytocin-Nasenspray unerwartete, peinliche Nebenwirkungen für die männlichen Probanden gegeben hat. So kam es zu spontanen, emotionalen Ausbrüchen. Einer hat zum Beispiel seinen Arbeitskollegen in Übermacht der Gefühle so innig umarmt, wie es unter Männern eigentlich nicht üblich ist, und andere sollen bei einem netten Satz vom Kollegen in Tränen der Rührung ausgebrochen sein. Na, ja …

Auch wenn alles so »kuschelig« klingt: Oxytocin ist der Garant für höchsten Lustgewinn und wird beim Orgasmus nicht umsonst vermehrt ausgeschüttet. Denn mögen erotische Abenteuer und der Kitzel des Fremden noch so aufregend sein: Letztlich sorgt das Ur-Vertrauen in den zutiefst individuellen Akt der körperlichen, emotionalen und seelischen Vereinigung beim Sex für höchste Befriedigung. Weil es wahre Intimität zulässt, verdient Oxytocin das Prädikat, der einzige chemische Stoff mit emotionaler Intelligenz zu sein.

Ur-Vertrauen und emotionale Intelligenz: Oxytocin hat einzigartige Talente.

Dopamin und Prolaktin: Vollgas und Notbremse

Der biochemische Botenstoff Dopamin wird auf dem Gipfel der Lust in großen Mengen ausgeschüttet. Dopamin aktiviert das Belohnungssystem im Gehirn massiv. Dadurch geraten wir in einen Rausch der Euphorie. Die Vorgänge, die sich dabei in unserem Oberstübchen abspielen, gleichen den Effekten von Heroin oder Kokain. Tatsächlich ist Dopamin wohl auch dafür verantwortlich, dass wir uns beim Schmusen mitunter wie Süchtige verhalten. Sobald wir sexuell erregt sind, erzeugt der Botenstoff nämlich einen unwiderstehlichen Drang zum Weitermachen – bis sich die Zärtlichkeiten zu erotischer Begierde steigern, und die maßlose Gier zu wildem Sex führt, der im Orgasmus gipfelt. Bei Vorfreude – egal ob auf Sex, auf das Erreichen des Gipfels beim Bergsteigen oder einfach auf eine Tafel Schokolade – produzieren Nervenzellen im Mittelhirn Dopamin, das am Ende einer Signalkette für Glücksgefühle sorgt. Es gelangt ins limbische System, in dem alle Sinneseindrücke gespeichert und in »gut« oder »schlecht« einsortiert werden, und erhöht die Aufmerksamkeit.

Dopamin ist der Stoff unserer sexuellen Triebkräfte, motiviert aber auch viele andere Süchte und Begierden. Es wird (zumindest bei uns Frauen) beim Power-Shopping freigesetzt, bei Teenies zum Beispiel bei Computerspielen, beim Rauchen, beim Zocken im Casino oder beim Heißhunger auf Essen. So steigt unser Dopamin-Level stärker an, wenn wir fette, kalorienreiche Speisen oder Süßigkeiten essen, als wenn wir Gemüse oder Magerjoghurt zu uns nehmen. Sie denken vielleicht »Ich liebe Eiscreme«, aber in Wirklichkeit lieben Sie wahrscheinlich den Dopamin-Kick. Ebenso sorgt Dopamin dafür, dass wir – sobald es ausgeschüttet wurde – Sex allen anderen Aktivitäten vorziehen (man muss schließlich Prioritäten setzen, oder?). Dieser biochemische Zustand bringt uns dazu, uns in Zeugungsaktivitäten zu stürzen, um Babys zu machen. Er verleitet uns zu verhängnisvollen Affären, sorgt dafür, dass wir uns Pornos anschauen oder schon beim Blick auf einen knackigen Po sexuell stimuliert sind. Ein hoher Dopamin-Spiegel erhöht die sexuelle Begierde, verleitet uns unter Umständen aber auch zu rücksichtslosem, sprunghaftem und unberechenbarem Verhalten und fördert die Lust auf Promiskuität.

Das gilt vor allem für Männer (aber nicht nur). In wissenschaftlichen Tierversuchen wurde nachgewiesen, dass Rattenmännchen nach wiederholtem Geschlechtsverkehr mit immer denselben Weibchen der sexuelle Appetit vergeht. Wurden immer andere weibliche Tiere angeboten, blieb die sexuelle Aktivität gleichbleibend und die Männchen paarten sich mit jedem neuen »Angebot« bis zur Erschöpfung. Dieser Effekt beruht auf einem so beständig erhöhten Dopamin-Level und gilt vermutlich auch für menschliche »Männchen«. Besonders amüsant ist aber, warum dieses Phänomen – der wachsende Widerwille von männlichen Individuen einer Spezies, ohne Abwechslung immer wieder Geschlechtsverkehr mit derselben »Partnerin« zu haben – in der Wissenschaft »Coolidge-Effekt« genannt wird. Dazu gibt es nämlich eine Anekdote über den US-Präsidenten Calvin Coolidge (1872–1933) und seine Gattin Grace. Sie besuchten eine Musterfarm und wurden getrennt geführt. Als sie darüber staunte, dass es im Hühnerstall nur einen einzigen Hahn gab, erklärte man ihr, der Hahn vollziehe den Paarungsakt bis zu zwölfmal pro Tag. Darauf soll Mrs Coolidge gesagt haben: »Das erzählen Sie doch bitte mal meinem Mann!« Als der später davon erfuhr, hakte er nach: »Jedesmal dieselbe Henne?« und man klärte ihn auf: »Nein, jedes Mal eine andere.« Darauf der Präsident: »Sagen Sie das mal meiner Frau!«

Der Idealfall wäre ein ausgeglichener Dopamin-Haushalt. Der würde uns nämlich ein beständiges Wohlgefühl bescheren und auch seelische Ausgeglichenheit. Vielleicht darum schworen schon die alten Taoisten auf Sex ohne Orgasmus, um den Ball bzw. die »Glückskurve« möglichst flach zu halten. Tatsächlich aber wechseln Höchstwerte und Tiefstwerte im Dopamin-Spiegel sich beständig ab. Das ist dann auch eine Art Achterbahnfahrt der Gefühle, bei der sich die Partner wie Magnetfelder im ständigen Wechsel von Anziehungskraft und Abstoßung befinden. Nach dem Sex sinkt das Dopamin im Stoffwechsel nämlich rapide ab, und Prolaktin gewinnt die Oberhand. Das führt dazu, dass sich die Partner danach oft zunächst voneinander abwenden, denn das Prolaktin lenkt unsere Aufmerksamkeit auf andere existenzielle Dinge: Jagen und Sammeln, Kräfte sammeln, sich um die Kinder kümmern, Häuser bauen usw.

Der Begriff Prolaktin leitet sich vom lateinischen Wort für »Milch« ab. Tatsächlich ist es ein Hormon, das im Verlauf einer Schwangerschaft für das Wachstum der weiblichen Brustdrüse sorgt und beim späteren Stillen den Milchfluss anregt. Es bereitet uns auf das sogenannte Brutpflegeverhalten vor. Das gilt sogar für Männer. Kurz vor der Geburt eines gemeinsamen Kindes steigen nämlich nicht nur die Prolaktin-Werte der Mutter, sondern auch die des Vaters (wenngleich nicht im selben Maße).

Wenn Prolaktin regiert, macht die Lust eine Vollbremsung.

Wenn kein Kind im Anmarsch ist, gilt Prolaktin aber durchaus als Lustkiller. Es macht uns müde und antriebslos, im schlimmsten Fall auch lustlos und depressiv. Weil es ein Stillhormon ist, verhindert ein erhöhter Prolaktin-Spiegel unter anderem den Eisprung und ist damit so eine Art natürliches Verhütungsmittel. Gleichzeitig sorgt dies aber auch dafür, dass wir uns am liebsten ganz allein »einigeln« möchten, dass die Scheide beim Sex trocken ist, dass wir Menstruationsstörungen haben, gar keine Lust auf Sex verspüren und unter Umständen sogar misstrauisch gegenüber dem Partner werden. Tatsächlich ist Prolaktin ein häufiger Trennungsgrund, aber wegen seiner chemischen Natur von Eheberatungsstellen oft unbeachtet.

Fatal ist die gegenseitige Abhängigkeit von aufputschendem Dopamin einerseits und lähmendem Prolaktin andererseits. Sie sind wie die zwei Seiten einer Medaille und bedingen sich gegenseitig. Was die Lust angeht, bedeutet Dopamin: Vollgas geben, während Prolaktin eher für die Vollbremsung steht. Im Team können diese Neurotransmitter im schlimmsten Fall das Ende der Flitterwochen verursachen und dafür sorgen, dass sich die Partner buchstäblich »entzweien«. Das ständige, aber nicht unbedingt gleichzeitige Auf und Ab der beiden Stoffe kann den Eindruck erwecken, dass beide sich so fühlen, als wären sie nicht auf demselben Level. Und das stimmt oft sogar. Denn derjenige, der gerade ein hohes Dopamin-Level hat, will unbedingt Sex, während der Partner, der gerade ein hohes Prolaktin-Level hat, daran gar kein Interesse zeigt. Das Ergebnis: Frust auf beiden Seiten. Derjenige mit Prolaktin-Überschuss fühlt sich unverstanden, gestresst, trostlos und traurig und gibt unbewusst dem Partner die Schuld daran. Derjenige mit Dopamin-Überschuss fühlt sich abgelehnt, nervös, unerfüllt und aggressiv und gibt natürlich auch unbewusst dem Partner die Schuld daran.

Und weil man sich auf einer neurochemischen Ebene nicht wirklich schlecht fühlen kann, projiziert das Gehirn dieses Ungleichgewicht auf die Gefühlsebene. »Wenn sie nur einfach mal damit aufhören würde, ständig an mir herumzunörgeln!«, sagt er zum Beispiel. Und sie: »Wenn er mir nur mal mehr im Haushalt helfen und mich unterstützen würde!« Und so weiter … Das geht manchmal so weit, dass jeder versucht, den anderen zu ändern. Aber damit werden nur die Symptome des partnerschaftlichen Stresses angegangen, aber nicht die Ursachen. Wer käme schließlich auch schon auf die Idee, dass an dem Beziehungsfrust lediglich ein paar unscheinbare Aminosäuren und Peptide schuld sind, während unser Gehirn nach allen möglichen anderen Gründen sucht.

Ändern Sie in diesem Fall vielleicht mal Ihr Sexualverhalten: Zärtliche, erotische Berührungen, die erregen, vielleicht auch Geschlechtsverkehr – aber ohne Samenerguss oder Orgasmus, so wie es die Taoisten empfehlen. Auch wenn Sie es nicht wussten: So gleichen sich die Höhen und Tiefen von Dopamin und Prolaktin wieder an, und die Glückskurve wird sanft. Nicht umsonst sagte Laotse: »Frei von Begierde erkennst du klar das Geheimnis. In Begierde verstrickt, erkennst du nur die Erscheinungsformen.«

Östrogene: Wenn alle Zeichen auf »Empfang« stehen

Geht es um Geschlechtshormone, ist meist zuallererst von Testosteron und Östrogen die Rede. Beide Substanzen, die chemisch ganz ähnlich gebaut sind und unter anderem die sexuelle Lust beeinflussen, zirkulieren sowohl bei Männern als auch bei Frauen im Blut – allerdings in geschlechtsspezifischer Mischung: Bei den Männern herrscht Testosteron vor, bei den Frauen Östrogen. Östrogen ist ein Oberbegriff für mehr als 30 verschiedene Hormone. Und die sind nicht nur für die Erotik zuständig, sondern haben diverse Aufgaben im weiblichen Körper – von der Entwicklung der Brust während der Pubertät, der Entwicklung der Eizelle, dem Aufbau der Gebärmutterschleimhaut und der Milchdrüsen bis hin zum Knochenaufbau. Aber auch viele andere Stoffwechselvorgänge werden von ihm beeinflusst. Die meisten Körperzellen haben Östrogenrezeptoren, auch die Gehirnzellen reagieren darauf.

Östrogene sind die weiblichen Sexualhormone schlechthin. In den Eierstöcken und zum Teil auch in den Nebennieren gebildet, werden sie vor dem Eisprung vermehrt ausgeschüttet. Der Östrogenspiegel steigt in der ersten Hälfte des Zyklus immer weiter an und erreicht mit dem Eisprung seinen Höhepunkt. Dann werden täglich etwa 200 Mikrogramm Östrogene ausgeschüttet. Aber auch die Testosteronproduktion nimmt in der ersten Zyklushälfte bis zum Eisprung zu. Das sorgt dafür, dass wir Frauen an den fruchtbaren Tagen mehr Lust auf Sex verspüren, als an den Tagen vor oder während der Menstruation.

Nicht umsonst lösen diese Hormone den sogenannten Östrus (griechisch: Hitze oder Brunft) aus und verursachen extreme Erregungszustände und maximale Empfängnisbereitschaft. Das garantiert wundervollen Sex, sorgt dafür, dass genügend Scheidensekret den Geschlechtsakt leicht macht, birgt aber auch die Wahrscheinlichkeit, dabei schwanger zu werden. Wenn das gewünscht ist: umso besser.

Falls nicht, empfiehlt sich die Pille. Die schraubt nämlich die Östrogenausschüttung zurück und damit auch das Heranwachsen der Eibläschen (Follikel) in den Eierstöcken. Bei einem Kinderwunsch aber geht ohne genügend Östrogene gar nichts. Sie steuern den weiblichen Zyklus, fördern die Reifung einer Eizelle, lösen indirekt den Eisprung aus und sorgen für die optimale Durchblutung der Gebärmutterschleimhaut. Östrogene bewirken unter anderem eine Vergrößerung des Uterus und eine Verdickung der Scheidenhaut. Bei Östrogenmangel ist die Scheide trocken und Sex kann schmerzhaft sein. Während einer Schwangerschaft »explodiert« die Produktion von Östrogenen geradezu, weil ihr Zweck zwar auch im Lustgewinn beim Sex besteht, vor allem aber in der Fortpflanzung. Nicht umsonst nennt man die Östrogene auch »Bruthormone«: Sie sorgen dafür, dass das ungeborene Kind im Bauch der Mutter wächst und gedeiht und sich wohlfühlt.

Gleichzeitig sind sie dafür zuständig, dass die Frau während der Schwangerschaft ausgeglichen und gelassen bleibt. Es wird Ihnen sicher auch schon aufgefallen sein, dass schwangere Frauen oft strahlende Schönheiten sind. Sie sind gut gelaunt, haben leuchtende Augen, glatte, pralle und rosige Haut und wunderschönes, glänzendes Haar. Auch dafür ist die überreichliche Produktion von Östrogenen (aber auch Progesteron) verantwortlich. Dieses strahlende Aussehen verrät erfahrenen Mitmenschen die Schwangerschaft oft schon, bevor es die werdende Mutter selbst weiß.

Östrogen tut übrigens auch Männern gut. Es soll im Alter die Durchblutung der Herzkranzgefäße verbessern und Osteoporose vorbeugen. Bei Frauen können zu wenig Östrogene – entweder aufgrund von Verhütungsmitteln oder aber durch wechseljahrsbedingte Hormonumstellungen – die Lust am Sex durchaus beeinträchtigen. In den Wechseljahren kann es durch die verringerte Ausschüttung von Östrogenen zu Beschwerden kommen: Trockene Haut, trockene Schleimhäute, trockene Scheide und Harninkontinenz sind Anzeichen dafür. Außerdem können Arteriosklerose, Diabetes oder eben auch Osteoporose dadurch begünstigt werden.

Bei schlanken Frauen geht der Östrogenspiegel in der Regel früher zurück als bei fülligeren. Denn auch Fettzellen produzieren nämlich Östrogen und puffern den »Wechsel« etwas ab. Man vermutet, dass dies auch ein Grund ist, warum Frauen in dieser Zeit (oder auch jüngere Frauen in der zweiten Hälfte des Zyklus) oft sehr viel mehr Appetit auf Süßes und Fettes, auf Schokolade, Kuchen und Sahne haben als früher. Da heißt es: Disziplin wahren! Denn eine plötzliche Gewichtszunahme macht uns nicht schöner, nicht glücklicher und auch nicht gesünder. In dieser Phase sind pflanzliche Östrogene wie zum Beispiel aus Granatapfel, Leinsamen und vor allem Soja eine gute Nahrungsergänzung und auch eine Alternative zu medikamentöser Hormonsubstitution. So weiß man, dass Japanerinnen – wahrscheinlich durch den hohen Konsum von Sojaprodukten – kaum Wechseljahrsbeschwerden haben. Kräuter wie Mönchspfeffer, Traubensilberkerze oder Frauenmantel können ebenfalls helfen.

Auch dass die Falten im Gesicht und am Hals und am Dekolleté zunehmen, wir unter Stimmungsschwankungen leiden, dass das Bindegewebe seine Festigkeit verliert, die Haut dünner und fahler wird, die Brüste »Hängepartien« bekommen und die Scheide trockener wird, hat damit zu tun, dass der Körper ab 40 weniger Östrogene produziert. Aber vielleicht liebt Ihr Partner Ihren Busen trotzdem (oder erst recht). Eine trockene Scheide lässt sich auch mit Gleitcreme, etwas Östrogencreme oder auch durch pflanzliche Salben mit Majoran wieder feuchter bekommen. Und die moderne Kosmetik wartet mit einer ganzen Reihe von Anti-Aging-Cremes auf, die Falten glättende Phytohormone enthalten. Der Körper hat nun mal seine eigenen Gesetze. Ob eine Hormonersatztherapie Sinn macht, muss jede Frau gemeinsam mit ihrem Gynäkologen bzw. ihrer Gynäkologin entscheiden. Neueste Hormontherapien haben weit weniger Nebenwirkungen als noch vor ein paar Jahren, und manchmal ist es gut, Homöopathie, Nahrungsergänzungsmittel und Hormongaben zu kombinieren. Die Behandlung sollte so individuell sein wie jede Frau es eben ist.

Testosteron und DHEAS: Ja, ich will!

Unter dem Begriff Androgene werden die männlichen Sexualhormone zusammengefasst. Denn »Andro« leitet sich vom griechischen Begriff für »Mann« ab und »gen« heißt so viel wie »etwas hervorbringen«. Das wichtigste Androgen ist das Testosteron. Es ist aber auch für Frauen unverzichtbar. Beim Mann wird es im Hoden (lat.: »Testis«) gebildet, bei der Frau im Eierstock. Es leitet unseren Sexualtrieb und steigert die Begierde.

Testosteron hat eine anabole Wirkung, das heißt, es wird im Blut an Eiweiße gebunden und damit zu den Zielorganen mit ihren Hormonrezeptoren transportiert. Darum gehören eiweißreiche Nahrungsmittel wie Steaks, Muscheln, Garnelen und Fisch zu jenen Aphrodisiaka, die wir Männern gerne als kulinarisches Highlight auftischen, wenn wir sie »heiß« machen möchten.

Doch obwohl die Testosteronproduktion bei Frauen nur 10 % im Vergleich zu der bei Männern ausmacht, ist sie auch sehr wichtig für die Entwicklung der weiblichen Sexualität. Denn anders als Östrogen – das uns Frauen zu Empfangenden macht – sorgt Testosteron dafür, dass wir Sex einfordern, und es schürt unser Verlangen. Wenn wir uns also in ein scharfes Outfit werfen, ausgehen, uns ausgelassen vergnügen, um dann einen Mann zu einem erotischen Abenteuer abzuschleppen, ist nicht selten ein erhöhter Testosteronspiegel dafür verantwortlich. Er leitet die Botschaft weiter: »Ja, ich will Sex! Und zwar hier und jetzt! Dazu sollten (insbesondere junge) Frauen wissen, dass der Testosteronspiegel mit dem Östrogen in der ersten Zyklushälfte steigt und seinen Gipfel um den Eisprung herum erreicht, um so mit der Einleitung des Geschlechtsaktes wenn möglich eine Befruchtung der Eizelle herbeizuführen. Wer da nicht mit einer Schwangerschaft von einem unbekannten One-Night-Stand überrascht werden will, sollte also unbedingt verhütende Vorsichtsmaßnahmen treffen!

Denn: Die Lust, die das Testosteron weckt, lässt sich allein mit Vernunft nur schwer kontrollieren. Oder, wie Federico Fellini es ausdrückte: »Moral ist ein ständiger Kampf gegen die Rebellion der Hormone.« Bei einer guten Dosis Testosteron (von beiden Seiten) ist der moralische Sieg in diesem Kampf quasi aussichtslos. Sicherer sind da die Tage der Menstruation. Auch da steigt der Testosteronspiegel nämlich stark an, gleichzeitig ist aber der des Empfängnis vorbereitenden Östrogens extrem niedrig. Nur wird so manche Frau unter diesen Umständen vielleicht lieber Sex mit dem vertrauten Partner haben (wenn überhaupt), und nicht unbedingt ein »Blutbad« mit einer neuen Eroberung anrichten wollen …

Wenn Frauen zu viel Testosteron im Stoffwechsel haben, äußert sich das in Hyperaktivität und nervösen Zuständen. Manchmal führt das auch zu fettiger, unreiner Haut, zu einer tieferen Stimme, verstärktem Haarwuchs am Körper, dagegen zu Haarausfall auf dem Kopf. In den meisten Fällen wird das durch eine erblich verstärkte Empfindlichkeit der Haarwurzeln gegen Testosteron ausgelöst. Es behindert die Versorgung mit Nährstoffen, reduziert das Haarwachstum und lässt die Haare ausfallen. Umgekehrt kann der Einfluss von Testosteron aber auch vermehrt zu den genannten Störungen und zu unerwünschtem Haarwuchs führen. Da sprießt es dann plötzlich an Oberlippe und Kinn, an den Innenseiten der Oberschenkel und aufwärts bis zum Bauchnabel.

Ein kleiner Trost: Genügend Testosteron ist das beste Mittel gegen Cellulite, denn es kräftigt das Bindegewebe und aktiviert die Kollagenbildung. So bleibt die Haut prall und straff.

Wenn ein Testosteronmangel vorliegt, spürt man es zunächst daran, dass man unkonzentriert ist und sich antriebslos fühlt. Man hat wenig Lust auf Sex, ist immer müde und leidet unter Depressionen. Auch der Verlust der Schamhaare, zunehmende Hautalterung, übermäßige Fettansammlungen am Bauch und das Nachlassen des Muskeltonus können Symptome eines Testosteronmangels sein. Viele Frauen stellen in den Wechseljahren zu ihrem Leidwesen eine Gewichtszunahme und Umverteilung des Fettansatzes fest: »Schwimmreifen«! Und das trotz Diät und sportlichen Aktivitäten! Für viele ein Grund zum Frust. Unter normalen Umständen kann nämlich bei Stress oder körperlicher Anstrengung das Nebennierenrinden-Hormon Adrenalin die erforderliche Energie aus den Fettzellen freisetzen. Das Testosteron erschließt dem Adrenalin

» MORAL IST EIN

STÄNDIGER KAMPF

GEGEN DIE REBELLION

DER HORMONE. «

FEDERICO FELLINI

den Zugang zu den Fettzellen und ermöglicht so auch deren Abbau bzw. die Fettverbrennung. Fehlt Testosteron, können trotz enormen Energiebedarfs die Fettreservoirs nicht mobilisiert werden. So fehlt die Energie an anderen Stellen, und die Fettpölsterchen bleiben, wo sie sind.

Testosteron reduziert übrigens nicht nur die Fetteinlagerungen, sondern stärkt auch die Knochenmasse, die Muskulatur, das Bindegewebe, die Haut und das Herz. Es verbessert die Denkfähigkeit und hebt die Laune. Darum haben Frauen, die im Klimakterium sowohl Östrogen als auch Testosteron ersetzt bekommen (beide bedingen sich gegenseitig), nachweislich eine höhere Lebensqualität und leben im Durchschnitt dreieinhalb Jahre länger. Außerdem intensiviert es den Sexualtrieb und das Lustempfinden. Frauen mit genügend Testosteron haben häufiger Geschlechtsverkehr, genießen ihn intensiver, haben mehr Orgasmen und bejahen ihre Sexualität.

Als der wichtigste Vorläufer für Testosteron – und unter bestimmten Bedingungen auch von Östrogen – gilt DHEA, eine Abkürzung für den Zungenbrecher Dehydroepiandrosteron. Diese körpereigene Substanz wird zum größten Teil in der Nebenniere produziert. Nach einer Sulfatierung liegt DHEAS vor (Dehydroepiandrosteronsulfat). Es wird in den USA als frei verfügbare Nahrungsergänzung in sogenannten »Health Shops« angeboten und in den Medien als »Jungbrunnen« und »Lusthormon« gefeiert.

Seit vielen Jahren ist DHEAS Gegenstand intensiver Forschungen, weil es Alterungsprozesse aufzuhalten scheint. Während andere Botenstoffe wie beispielsweise Cortisol eine starke Abhängigkeit von der Tageszeit aufweisen, ist die Konzentration von DHEAS im Körper tatsächlich abhängig vom Lebensalter. Die maximale Konzentration von DHEAS hat der Mensch im Alter um die 30 herum, mit 70 sind es nur noch 10 bis 20 % davon. Die Gabe von DHEAS im höheren Alter kann Leistungsabfall, Antriebslosigkeit, Muskelabbau, Konzentrations- und Gedächtnisschwäche, aber auch Libidoverlust entgegenwirken. Dabei erweist es sich als Vorteil, dass es sich um eine Vorstufe von sowohl männlichen als auch weiblichen Hormonen handelt, weil es vom Körper effizienter umgewandelt wird als bei einer direkten Hormonsubstitution durch Testosteron oder Östrogen.

Frauen können durch die Einnahme von DHEA bzw. DHEAS ihr Wohlbefinden und ihre sexuelle Lust steigern. Die Auswertungen einer vier Monate langen Studie der endokrinologischen Abteilung der Universität Würzburg ergaben, dass die Hormoneinnahme nicht nur die Gedanken und die Lust an Sex intensivierten, sondern auch zu einer größeren Zufriedenheit mit dem eigenen Körper führten. Und allein das macht eine Frau für das andere Geschlecht schon begehrenswert und weckt die erotische Begierde. Und weil DHEAS unter anderem auch die Wahrnehmungsfähigkeit steigert, wird auch das sinnliche Erlebnis von Berührungen, Geruch und anderen intimen Reizen intensiviert. Das macht Sex wieder spannend. Allerdings sollte es nur bei erheblichen Mangelerscheinungen medikamentös ersetzt werden, und in diesem Fall müssen die Blutwerte regelmäßig kontrolliert werden. Eine wahllose Gabe birgt erhebliche Risiken und Nebenwirkungen.

Melatonin und Cortisol: Stress lass nach!

Wer Stress im Job oder in der Familie hat, den verlässt oft auch die Lust auf Sex. Melatonin ist in unserem Stoffwechsel für den Schlaf-Wach-Rhythmus zuständig, lässt unsere »innere Uhr« ticken und sorgt dafür, dass wir abends rechtschaffen müde werden und entspannt schlummern können. Das klingt jetzt zwar nicht gerade wie ein Weckruf für guten Sex. Neueste Forschungen aber haben ergeben, dass das Entspannungshormon

Melatonin wesentlich wirksamer für den Lustgewinn sein könnte als – wie bisher angenommen – sein Gegenspieler, das Stresshormon Cortisol, welches uns aufputscht. Man könnte nun annehmen, dass die Lust auf Sex steigt, wenn Stresshormone wie Adrenalin oder Cortisol sich im Stoffwechsel tummeln. Das stimmt jedoch nur bedingt. Denn Adrenalin löst im Körper den »Kampf ums Überleben« aus und damit eventuell auch den Wunsch nach Paarung, andererseits aber auch einen intuitiven Fluchtinstinkt, der Genuss und Hingabe unmöglich macht. Dazu kommt, dass man zum Beispiel bei Stress im Job heutzutage nicht einfach davonlaufen kann, das heißt, das Adrenalin wird nicht abgebaut und wandelt sich in Cortisol um. Das schwächt den Körper. Anschließend sackt der Cortisolspiegel in sich zusammen. Es kommt zu Lustlosigkeit und Erschöpfungszuständen, bis hin zum Burnout-Syndrom.

Während Cortisol also eher die Kräfte schwinden lässt, wirkt Melatonin regenerierend. Besonders aktiv ist es zwischen 23 Uhr und 3 Uhr. Da sorgt es dafür, dass Zellschäden repariert und die Haut regeneriert wird. Darum spricht man vom vormitternächtlichen »Schönheitsschlaf«, der für uns Frauen so wichtig ist. Wenn am späten Abend der Melatoninspiegel steigt, sind wir auch viel entspannter und bereit, Sex mit allen Sinnen zu genießen. Nicht nur, weil das Melatonin uns »einschläfert«, sondern weil mit ihm das Vertrauen, die Ruhe und die Fähigkeit zur Hingabe steigen. Würden wir in der Wildnis leben, wären wir jetzt in Sicherheit und könnten uns unbedroht der Fortpflanzung widmen. Ab 3 Uhr morgens steigt der Cortisolspiegel und sorgt dafür, dass wir topfit sind, wenn der Wecker klingelt. Da Männer viel empfänglicher für Stresshormone sind, wird vermutet, dass deren stärkere Ausschüttung in den frühen Stunden unter anderem für die berühmte »Morgenlatte« sorgt. Zugegeben: Es kann sehr schön sein, diesen »Zustand« noch im Halbschlaf genüsslich auszunutzen. Falls nicht, macht Sie auch eine »Latte Macchiato« munter …!

Serotonin, Endorphine & Co.: Glücksboten

Sie könnten sich natürlich theoretisch auch mit Bananen und Schokolade vollstopfen. Auch die setzen sogenannte »Glückshormone« frei, sorgen aber unter Umständen dafür, dass ein Blick auf die Anzeige der Waage Sie nach einiger Zeit des Konsums extrem unglücklich macht. Sport zu treiben tut erstens der Figur gut und macht ebenso glücklich. Vor allem bei Ausdauersportarten setzt der Körper nämlich Endorphine frei, die für ein euphorisches Glücksgefühl sorgen. Nicht umsonst reagieren sich betrogene Partner und Scheidungskandidaten nicht selten mit Extremsportarten und Marathontraining ab. Nicht nur, um dem Frust davonzulaufen, sondern auch, um durch die so ausgeschütteten Glückshormone so etwas wie eine Ersatzbefriedigung zu bekommen.

Endorphine versetzen uns in eine gute, zum Teil sogar euphorische Laune und sorgen dafür, dass das Leben leichter erscheint und man auch Leid besser ertragen kann. Darum werden sie nicht nur beim Sport und beim Sex ausgeschüttet, sondern auch nach einem schweren Unfall oder traumatischen Erlebnissen. Sie blockieren den Schmerz und öffnen die Wahrnehmung für die positiven Aspekte des Lebens. Eine erstaunliche Reaktion des Körpers, um seine Selbstheilungskräfte zu aktivieren.

Als Glücksboten dienen aber nicht nur die Endorphine, sondern auch das bereits erwähnte »Kuschelhormon« Oxytocin, das Dopamin, Noradrenalin und das Serotonin. Damit diese Botschaften vom Gehirn über Nervenzellen zu ihrem Zielort übertragen werden können, ist ein ebenso ausgeklügeltes wie effizientes Signalsystem des Körpers vonnöten, ohne das wir gar nie wirklich glücklich sein könnten. Jede Emotion, jedes Begehren, jede Stimmung, jede Erinnerung, alles Denken und Fühlen, jede Entscheidung, jede Bewegung und alles, was wir tun, ist an diese unscheinbaren Neurotransmitter gebunden.

Wenn wir mit einem Mann, den wir begehren, Sex haben, kommen diese Glückshormone in Bewegung wie ein Schwarm von Goldfischen, denen man Futter in den Teich streut. Jede Berührung, jeder Kuss, jede Intimität und selbst brutale, besitzergreifende Akte wirken dann wie »Glückskekse« aus dem Asia-Markt, die eine lebensbejahende Botschaft für uns bereithalten. Ohne diese Botenstoffe wären Erotik, Hingabe und sexuelle Lust gar nicht vorstellbar. Falls Sie Ihnen abgehen, essen Sie doch vielleicht mal eine Banane mehr, gehen Sie joggen oder tanzen …

Glücksboten: Der biochemische Stoff, aus dem die erotischen Träume sind.

Übrigens: Noch ein paar Botschaften zu Botenstoffen

Wußten Sie eigentlich, dass Cholesterin der Ausgangsstoff für alle sogenannten Steroidhormone ist? Dazu gehören sowohl die (weiblichen) Östrogene als auch die (männlichen) Androgene, Progesteron und Cortisol. Ein erhöhter Cholesterinspiegel ist zwar auf Dauer nicht gut für die Funktionen von Herz und Kreislauf, aber ohne Cholesterin würde es zwischen Männern und Frauen wahrscheinlich gar keinen Sex geben. Dass Schwangere einen erhöhten Cholesterinspiegel haben, liegt daher in der Natur der Sache. Und wenn Sie trotz Liebe zu Ihrem Partner keine sexuelle Lust verspüren, muss das nicht unbedingt an seinem mangelnden Sex-Appeal liegen. Oft ist nämlich eine Überfunktion der Schilddrüse schuld daran und sorgt auch im täglichen Leben für Antriebslosigkeit und Erschöpfung. Das lässt sich aber in der Regel relativ aufwandlos behandeln.

Auch wenn die Langhansschen Zellen der Bauchspeicheldrüse zu wenig Insulin produzieren, kommt es zu einem Lustverlust. Deswegen müssen Sie noch nicht unbedingt an Diabetes leiden, aber es ist eine Vorstufe, die man am Lustempfinden eventuell mit der eigenen Körperintelligenz aufdecken und medizinisch beheben kann. Um das herauszufinden, sollten Sie sich im Zweifel an einen Gynäkologen oder Internisten wenden.

Apropos Medizin: In der pharmazeutischen Forschung wurde bislang kein Unterschied zwischen »Männlein« und »Weiblein« gemacht. Von wegen Gleichberechtigung! Die Wissenschaft agierte in dieser Hinsicht lange Zeit unter schier vorsintflutlichen Bedingungen. Bislang basierte nämlich die Entwicklung von Medikamenten und deren Indikationen in der Regel auf Forschungen und Versuchsreihen der Pharma-Industrie, die zumeist mit männlichen Probanden durchgeführt wurden. Inzwischen ist den Wissenschaftlern aufgegangen, dass aufgrund der hormonellen Unterschiede Männer und Frauen unterschiedlich auf bestimmte Medikamente reagieren. »Molekular-Medizin« heißt das neue Zauberwort. Davor waren die Frauen nämlich eindeutig im Nachteil, weil Pharmazeutika nicht geschlechtsspezifisch entwickelt wurden und deren Wirkung somit nur für männliche Organismen nachweisbar ist.

Seit 1999 bietet die Uni Nürnberg-Erlangen erstmals einen Studiengang der Molekular-Medizin an (inzwischen auch andere), der in der Entwicklung von Medikamenten für Männer und Frauen aufgrund der verschiedenen hormonellen und genetischen Prädispositionen Unterschiede macht. Dies betrifft die geschlechtsspezifische Zusammensetzung von Pharmazeutika ebenso wie ihre Indikation und Anwendung. Für die Zukunft ist dieses Vorgehen sehr wichtig, da man die biochemischen Voraussetzungen im Körper der Frau nicht unbedingt mit denen im männlichen Stoffwechsel vergleichen kann und bestimmte Medikamente zum Teil kontraproduktive Auswirkungen haben können.

Die Wissenschaft hat in den letzten Jahren auch erhebliche Fortschritte beim Einsatz von Hormonersatztherapien gemacht. Die Risiken für Brustkrebs, Herzinfarkt, Wasserhaushalt und andere Nebenwirkungen sind inzwischen relativ gering. Trotzdem sollte sich nicht jede Frau mit Ersatzhormonen vollpumpen, sobald sich Anzeichen der Wechseljahre zeigen. Denn jeder Organismus ist individuell, und jeder hormonelle Eingriff sollte maßgeschneidert sein wie ein Couture-Kleid. Wenn es sich nur um geringe Lustverluste handelt, kann man eventuell mit einer entsprechenden Nahrungsergänzung und Phytoöstrogenen nachhelfen. Oft bewährt sich auch eine Kombination aus Ernährung, Hormonersatztherapie und Homöopathie. Bei der Therapie ist es wichtig, die Probleme der Frau und ihren biologischen Status quo ganz genau zu kennen (das ist eine Vertrauensfrage), um dann mit entsprechenden Hormongaben und anderen Indikationen möglichst minimal und effizient eine Veränderung des Lebensgefühls und der sexuellen Befindlichkeit zu erzielen. Darum sollte man immer nur in Abstimmung mit dem behandelnden Frauenarzt den Hormonhaushalt manipulieren.

Eine gesunde Alternative kann auch das sogenannte Hormon-Yoga sein. Der beste Beweis ist die vitale, jugendliche Ausstrahlung der 83-jährigen Päpstin dieser Körperübungen, Dinah Rodriguez. Mit gezielten Yoga-Übungen, die auf Schilddrüse, Eierstöcke, Hirnanhangdrüse (Hypophyse) und Nebennieren wirken sollen, bringt sie den Hormonhaushalt ohne medikamentöse Einwirkungen wieder ins Gleichgewicht und gewährleistet sexuelle Lust und Lebensfreude bis ins hohe Alter. Viele Frauen weltweit haben das schon versucht – die einen mit mehr, die anderen mit weniger Erfolg. Vielleicht ist es ja wie mit gutem Sex: Es ist nicht nur eine Turnstunde. Auf die richtigen Details kommt es an …

Aus meiner Sprechstunde

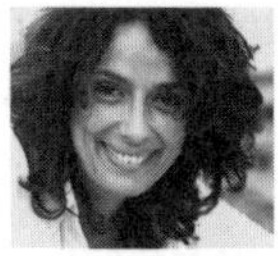

1. Wechselwirkung

Eine 56-jährige Patientin hatte keine Lust auf Sex mehr, obwohl sie eigentlich glücklich mit ihrem Partner war. Sie konnte sich diesen Wandel nicht erklären, außer dass dies etwas mit den Wechseljahren zu tun haben könnte. Daraufhin bestimmten wir die Hormonwerte, und es zeigte sich ein erniedrigter Testosteronspiegel. Das war insofern erstaunlich, da in der Menopause die meisten Frauen einen niedrigeren Östrogenspiegel haben und dafür höhere Testosteronwerte. Bei dieser Patientin war es umgekehrt. Sie hat ihren Testosteronspiegel dann medikamentös normalisiert, und die Lust kam zurück.

2. Fehlschaltung

Eine 28-jährige Frau kam zu mir und klagte über nachlassende Libido. Es war ihr unerklärlich, denn sie war völlig gesund, frisch verliebt und ausgesprochen hübsch und sexy. Als ich die Hormonwerte untersuchte, stellte ich fest, dass die Schilddrüse eine Unterfunktion hatte. Dieses schmetterlingsförmige Organ unterhalb des Kehlkopfes ist eine der wichtigen Schaltzentralen für unseren Hormonstoffwechsel. Mit ihrer blassen Haut, niedrigem Blutdruck und dem Geständnis, sehr schnell zu frieren und sich oft richtig schlapp zu fühlen, bestätigte sie viele Symptome, die – ebenso wie der Lustverlust – auf eine Unterfunktion der Schilddrüse hinweisen. Seitdem bekommt sie Schilddrüsenhormone, um die Werte auszugleichen. Und die Lust am Sex ist auch wieder da.

3. Glückssache

Eine 35-jährige Frau kam mit Schlafstörungen, leichten depressiven Verstimmungen und nachlassender Libido zu mir. Ich konnte einen erniedrigten Serotoninspiegel feststellen. In ihrem Fall ließ er sich allein mit Nahrungsergänzungsmitteln wieder normalisieren. Für die Patientin bestand der Erfolg der Behandlung aber nicht einmal so sehr darin, dass sie wieder mehr Lust auf Sex hatte, sondern dass sie sich auch wieder glücklicher fühlte, besser gelaunt und voller Antriebskraft.

Da sind nur ein paar der Beispiele aus meiner Praxis, die zeigen, dass ein Lustverlust auch etwas mit den Hormonen zu tun haben kann. Wenn Sie also an nachlassender Libido leiden, sollten Sie zunächst mal Ihre Hormone untersuchen lassen, bevor – wie es viele oft vorschnell tun – die Partnerschaft und das eigene Liebesleben in Frage gestellt wird. Dabei gibt es oft ganz handfeste medizinische bzw. biochemische Gründe dafür. Das gilt übrigens auch für Männer.

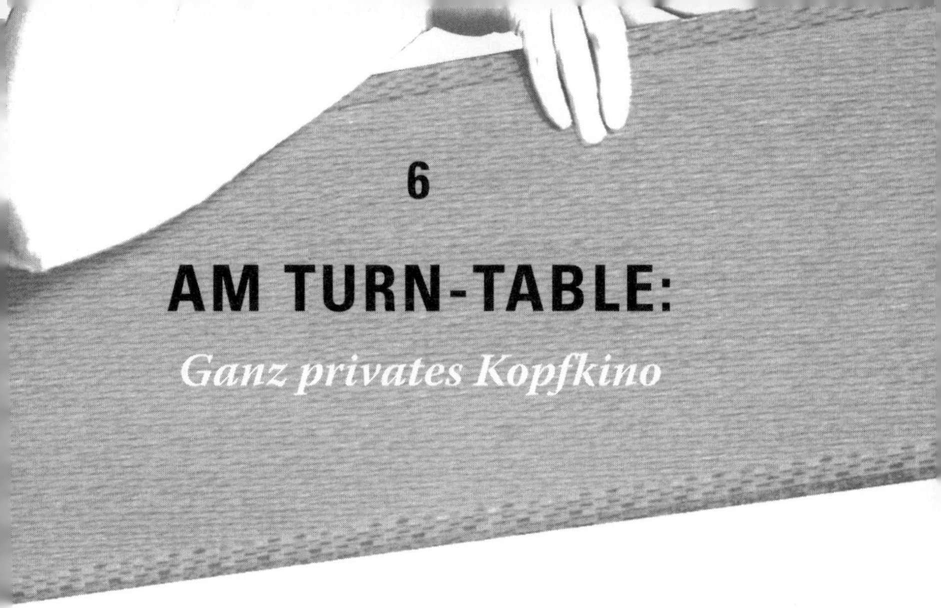

6

AM TURN-TABLE:

Ganz privates Kopfkino

Bettgeflüster: Dirty Talk oder Stille Post?

Beim Sex ist Schweigen Silber und Reden Gold. Nichts ist schlimmer, als »es« ohne Worte zu tun. Man seufzt und stöhnt, und im besten Fall hört man ein »Ahhh!« und »Oooh!«, aber Worte kommen Männern und Frauen dabei leider selten über die Lippen. Warum eigentlich nicht? Dabei leben wir doch im Zeitalter der Kommunikation! Ganz ehrlich: Wir sind da oft zu unsicher auszusprechen, was wir wirklich fühlen und denken. Und im Zweifel fehlt uns dafür auch das richtige Vokabular. Schade, aber ein erotisches Konversationslexikon gibt es noch nicht. Vielleicht weil das, was man sich zu sagen hat, viel zu individuell und intim und vor allem nicht zu verallgemeinern ist. Trotzdem sollte man an seinem sprachlichen Repertoire arbeiten. Denn Schweigen beim Sex kreiert nicht selten Missverständnisse und sorgt für unnötige Hemmungen. Das gilt vor allem, wenn der Mann neben Ihnen im Bett neu ist. Aber man sollte auch in langjährigen Beziehungen nicht sprachlos zurückbleiben.

Darum gilt: Wenn Sie guten Sex haben wollen, machen Sie den Mund auf. Nein, nicht unbedingt für das, was die meisten Männer für den schönsten Liebesdienst halten … Vielmehr, um auszudrücken, wie Sie sich gerade fühlen und was Sie sich wünschen. Denn eins ist klar: Kein Mann – auch wenn Sie ihn noch so sehr lieben – ist in der Lage, Gedanken zu lesen. Darum: Spielen Sie im Bett nicht »Stille Post«.

»Die Sprache der Liebe ist eine Geheimsprache und in ihrer höchsten Vollendung so schweigsam wie eine Umarmung«, hat Robert Musil im »Mann ohne Eigenschaften« geschrieben. Allerdings war das nicht als Plädoyer fürs Schweigen, sondern eher als eines für Worte gedacht, die ein gegenseitiges Echo erklingen lassen. Wichtig ist, dafür seine eigene Sprache zu finden. Einfach nur nachzuplappern, was man in billigen Sexstreifen und Liebesfilmen gehört oder in Kitschromanen und Zeitschriften gelesen hat, kann im Zweifel richtig peinlich werden. Stellen Sie sich vor, Ihr Liebhaber würde plötzlich flüstern: »Süße, ich will Amors Pfeil in deine Liebesmuschel stecken!« Wahrscheinlich würden Sie statt prickelnde Erotik zu empfinden eher in schallendes Gelächter ausbrechen. Umgekehrt würde es ihn wahrscheinlich sehr befremden, wenn Sie als romantische, sensible Frau ihn mit Dirty-Talk wie »Fick mich!« oder »Besorg's mir!« zum Geschlechtsverkehr auffordern würden.

Jedes Paar muss seinen eigenen Sex-Wortschatz kreieren: Mit Kosenamen, die beide miteinander verbinden, mit Bezeichnungen für seinen Penis oder ihre Brüste, die irgendwann einmal – vielleicht auch im Scherz – entstanden sind oder mit Zitaten aus dem gemeinsam erlebten Alltag, die man erotisch und anzüglich abwandelt. Den Fantasien sind keine Grenzen gesetzt, sofern sie ganz persönlich und direkt formuliert werden. Nicht umsonst heißt es »Nur einem sprechenden Menschen kann geholfen werden.« Das gilt auch beim Sex. Wenn Sie die richtigen Worte finden, intensivieren Sie die Intimität und das Vertrauen. Das beflügelt die Fantasie und macht erotische Erlebnisse möglich, die – ohne Worte – nie stattfinden könnten.

Allerdings: Länger darüber nachzudenken, macht die Sache auch nicht besser. Versuchen Sie einfach, Ihren jeweiligen Gefühlen und Wünschen Ausdruck zu verleihen. Reagieren Sie einfühlsam auf das, was als Nächstes passiert, und kommentieren Sie es liebevoll mit einem tiefen Blick in die Augen Ihres Liebsten. Nähern Sie sich behutsam! Das Einfachste ist, ihm zu sagen, was Ihnen an ihm gefällt, zum Beispiel »Ich finde deinen Po richtig sexy!«, »Ich liebe es, deinen Brustkorb und deinen Herzschlag zu spüren« oder »Ich könnte ständig diesen Haarstreifen hier glattstreichen!« Wichtig ist, dabei ins Detail zu gehen, damit er spürt, dass Sie jede Kleinigkeit ganz bewusst wahrnehmen. Und dann sprechen Sie über Ihre Wünsche, über das, was Sie gerade empfinden und beschreiben Sie, was Sie als Nächstes mit ihm vorhaben. Wie zum Beispiel »Kannst du deinen Finger nochmal dahin tun? Ach, ist das schön!«, »Bitte, fass mich noch fester an! Jaaa, fester!« oder »Liebster! Ich will dich ...(Pause) ... jetzt ...(Pause) ... in mir spüren!«. Leichte Verzögerungen und das noch nicht Gesagte stimulieren die Fantasie und steigern die Lust aufeinander.

»Words don't come easy to me«.
Der Song aus den 80ern bringt's auf den Punkt:
Sprechen Sie aus, was Sie empfinden.

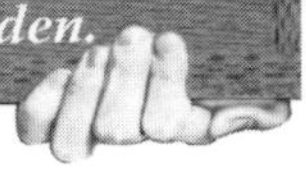

Ja, es kommt eben auch darauf an, wie man etwas sagt. Der Satz »Ich liebe es, dich zu schmecken!«, lässt sich auf viele verschiedene Weisen sagen. Je nachdem, welches Wort Sie betonen, wie hoch oder tief Ihre Stimme klingt, ob Sie flüstern oder schreien. Tipp: Verbalerotik klingt am besten, wenn Sie leise beim Ausatmen sprechen. Das verleiht den Worten diese gewisse Atemlosigkeit, die das Begehren steigert. Der Ton macht die Musik. Eine Mischung aus charmanter Koketterie, aufmerksamem Feingefühl und hingebungsvollem Staunen überwindet so manche Sprachbarriere.

Apropos Sprachbarriere: Bettgeflüster ist ein kreatives Rollenspiel. Warum also immer nur Deutsch reden? Manchmal kann auch ein verbaler Exkurs ins Französische oder Italienische extrem antörnen (zum Beispiel nach einem gemeinsamen Urlaub dort). Oder denken Sie nur an die Filmszene in *Ein Fisch namens Wanda*, in der Archibald (John Cleese) Wanda (Jamie Lee Curtis) allein mit wahllos aufgeschnappten Ausdrücken auf Russisch erotisch in Wallung bringt ...! Wenn es einen aktuellen Anlass gibt (zum Beispiel einen gerade stattgefundenen Kongress bei dem einen oder anderen, ein Bewerbungsgespräch oder Ähnliches), kann es die Lust auch aufpeitschen, wenn man den Partner zur Abwechslung mal »siezt« oder ihm in betont distanzierter Wissenschaftssprache nackt und aufreizend gegenübertritt.

Abgesehen von solchen verbalen Spielchen sollten Sie aber immer darauf achten, von »ich« und »du« zu sprechen, statt von »man«. Jeder darf »wünschen« oder »wollen«, aber »müssen« muss niemand. Vermeiden Sie beim Bettgeflüster möglichst Vergleiche jeder Art. Ach, ja: Und stellen Sie dabei niemals Fragen!

Übrigens entfacht es auch die Lust, gemeinsame Codeworte zu erfinden, die man wie eine erotische Geheimsprache verwenden kann – bei offiziellen Empfängen, Firmenweihnachtsfeiern, Partys bei Freunden und sogar beim Geburtstag der Schwiegermutter. Wenn Sie zum Beispiel bemerken: »Ach, Schatz! Ich habe heute so Appetit auf saure Gurken!« (während Sie sich am Buffet bedienen), weiß er genau, dass Sie jetzt gerne Sex mit ihm hätten. Oder wenn er in die Kollegenrunde sagt:

»Ach! Eigentlich müsste ich ja im Büro längst mal wieder ›Ablage‹ machen!« (während sich das Gespräch um Papierkram dreht), wissen Sie genau, dass er Sie jetzt gerne »flachlegen« würde. Es gehen natürlich ebenso gut unverfängliche Vokabeln aus den Bereichen Sport, Freizeit, Urlaub, Handwerk etc. Hauptsache, Sie denken sich gemeinsam etwas aus. Macht einen Heidenspaß, und man bewegt sich mit heißer, erotischer Vorfreude durch die endlosen Stunden belangloser Events und langweiliger Familienfeste.

Rollenspiele: Auch so kann man eine »Szene« machen

»Eine Frau ohne Geheimnisse ist wie eine Blume ohne Duft«, wusste schon Mark Twain. Um die Fantasien eines Mannes zu beflügeln, dürfen wir getrost immer mal wieder anders sein, als er es gewohnt ist. Sie sind treusorgende Ehefrau und Mutter? Dann erwarten Sie ihn doch mal in sexy Dessous und fesseln Sie ihn mit zarten Bandagen und bei Kerzenlicht an die Bettkante. Sie sind eine toughe Geschäftsfrau und er liebt Sie für Ihre Geradlinigkeit? Dann überraschen Sie ihn doch mal mit einem romantischen Picknick im Park, stecken Sie sich das Haar auf, ziehen Sie sich ein nostalgisches Laura Ashley-Kleid an und zeigen Sie sich von Ihrer verträumten Seite. Oder sind Sie ein Vorbild an Geduld, Schweigsamkeit und Harmonie? Dann zeigen Sie sich in geselliger Runde doch mal von Ihrer schlagfertigen Seite, in frechem Outfit, mit provokanten, verschmitzten Kommentaren und einer spontanen Tanzeinlage mit einem anderen Mann.

Solche überraschenden Abweichungen vom Gewohnten geben den meisten Männern Rätsel auf, beleben aber – klug eingesetzt – so manche eingefahrene Beziehung. Immer, wenn er glaubt, alles über Sie zu wissen, sollten Sie ihm ein neues Rätsel aufgeben. Es liegt in der Natur des Mannes, es ergründen zu wollen (aber nur, wenn er Sie liebt). »Kapriziös« nennt man es, wenn Frauen mit unerwarteten Einfällen überraschen. Und charmant dargeboten, hat das mit »Zickigkeit« oder »Hysterie« nichts zu tun. Im Gegenteil: Es kurbelt sowohl bei der kapriziösen Frau selbst als auch beim Mann das erotische Kopfkino an, weil das ungewohnte Verhalten die Weiblichkeit einer Person quasi vervielfältigt und damit auch die Möglichkeiten der gemeinsamen sinnlichen Erlebnisse.

Es ist die sanfteste Form sexueller Rollenspiele, die sich – je nach Bedarf – in verschiedenste Richtungen ausdehnen lassen. Zum Beispiel mit einem kunstvollen Striptease, bei dem Sie sich bei verruchter Musik und diskreter Beleuchtung möglichst langsam und aufreizend von Ihren sündhaft verführerischen »Verpackungen« befreien. Sie müssen dafür zwar kein Burlesque-Star sein wie Dita von Teese. Aber ein bisschen Übung allein vor dem Spiegel hilft, bevor Sie den großen Auftritt wagen. Um dem Ganzen die Dramatik zu nehmen – zumal, wenn es einfach nur eine Kapriole ist –, sollte man solche Rollenspiele mit einer Prise Humor angehen. Dann tut sich auch der Partner leichter, damit umzugehen.

Seien Sie mal Heilige, mal Hure, verlangen Sie mal wilde Lust und mal Blümchensex. Vielleicht liebt er ja auch die klassischen »Doktorspielchen«? Als Anlass genügt, dass er verschnupft ist oder Kopfweh hat. Warum nicht einfach mal einen Kittel über die Unterwäsche ziehen, sich ein (geliehenes) Stethoskop umhängen und den »Patienten« mit gestrenger Miene eingehend von Kopf bis Fuß »untersuchen«? Sie werden sehen, wie schnell Sie damit eine Spontanheilung erreichen.

Anderes Beispiel: Für den Donnerstagabend hat er sich sein Lieblingsessen gewünscht. Er kennt es. Er liebt es. Was er nicht weiß, wenn er vom Job gestresst nach Hause kommt, ist, dass er Sie dieses Mal als devotes Dienstmädchen erlebt, das »auf die Ankunft des Herrn« wartet. Der Tisch ist hochherrschaftlich gedeckt. Sie tragen ein (kurzes) schwarzes Kleid, Strapse, weiße Schürze und Häubchen und bedienen ihn nach allen Regeln der Kunst – inklusive erotischem Dessert. Das kann viel Spaß machen. Sie können auch gemeinsam »Hausfrau und Klempner« spielen, »Professorin und Schüler«, »Polizist und Verhaftete« oder vieles andere, das Ihnen die Fantasie eingibt. Sie können Ihre Körper auch gegenseitig mit Lebensmitteln »garnieren«, sich buchstäblich voneinander fesseln lassen oder sich gegenseitig in aufreizenden Positionen filmen und fotografieren.

Spielen Sie erotische Szenen aus Romanen wie *Lolita* (Vladimir Nabokov), *Das karmesinrote Blütenblatt* (Michael Faber) oder *Kurzer Abriss meiner Karriere als Ehebrecherin* (Binnie Kirschenbaum) nach oder auch aus Kinofilmen wie *9½ Wochen, Basic Instinct, Color of Night, Verhängnis* oder *Body of Evidence.* Denken Sie an den berühmten Blow-Job von Monica Lewinsky und Bill Clinton im »Oval Office« oder machen Sie's wie Boris Becker und Anna Ermakowa mal in der Besenkammer (eigentlich soll's aber ja auf einer Treppe passiert sein ...). Sie können sich in Gedanken an alle möglichen Orte »beamen«, an denen Sie Sex haben möchten: Ganz oben auf dem Eiffelturm, in einer Höhle, unter einem Wasserfall, in der Straßenbahn oder bei den Megalithen von Stonehenge. In der Realität würden Sie sich bei all dem wahrscheinlich strafbar machen und an entspannten Sex wäre nicht zu denken. Aber: Die Gedanken sind ja bekanntlich frei ...

Sexy Secrets: Die Gedanken sind frei

Genauso verhält es sich mit allem, was uns beim Sex durch den Kopf geht: Es geht niemanden etwas an. In welchen Fantasien Sie auch immer schwelgen, während Sie Geschlechtsverkehr haben: Es ist Ihr Geheimnis. Aufrichtigkeit kann zwar im Leben durchaus ehrenhaft sein. Im Bett hat sie nichts zu suchen. Tatsächlich wird nie so oft gelogen wie beim Sex. Macht nichts. Denn, seien wir ehrlich: Egal, wie sehr wir den Mann in unserem Bett lieben, manchmal denken wir dabei an jemand ganz anderen, an Sex mit dem Ex, einen Unbekannten, an gefährliche Situationen, an leidenschaftliche Abenteuer, an perverse Wünsche, an exotische Orte, an unerfüllte Sehnsüchte. Und das ist auch gut so. Denn mit jedem Erlebnis erweitert sich der Raum der Fantasie. Die Erotik lebt davon. Deshalb wird sie auch umso schöner, je mehr Lebenserfahrung wir haben. Denn auf umso mehr Bilder im Kopf können wir zurückgreifen, um unsere Lust zu steigern.

Und eins ist sicher: Männern geht es ganz genauso. Der Londoner Psychotherapeut Brett Kahr hat in Zusammenarbeit mit einem Meinungsforschungsinstitut 2007 die größte Studie veröffentlicht, die je zum Thema sexuelle Fantasien gemacht wurde, und dafür Interviews und Fragebögen von 19.000 Männern und Frauen ausgewertet. Das Ergebnis bestätigt, was man eigentlich schon längst wusste: Fast jeder Mensch hat sexuelle Fantasien. Über 90 % der Befragten denken beim Sex auch regelmäßig an Menschen, die nicht ihre festen Partner sind. Bei 40 % spielen Arbeitskollegen bzw. -kolleginnen eine Rolle. Jeder dritte träumt von einem Dreier, jeder fünfte von einer Orgie. 17 % der Frauen und 13 % der Männer stellen sich dabei vor, gleichzeitig Sex mit einem Mann und einer Frau zu haben. Heterosexuelle bekennen sich zu homosexuellen Fantasien und umgekehrt. Manche Männer masturbieren allen Ernstes beim Gedanken an ihre Schwiegermutter (!?), manche Frauen bei

» MAL HEILIGE,

MAL HURE,

MAL WILDE LUST,

MAL BLÜMCHENSEX –

LASSEN SIE IHRE

FANTASIE SPIELEN

UND TUN SIE,

WAS IHNEN GEFÄLLT! «

dem an ihre Brüder. Hunde dürfen mitmachen, Vorgesetzte, Krankenschwestern und so ziemlich jeder, der schon mal in einem Klatschblatt zu sehen war.

Fantasien sind manchmal geprägt von voyeuristischen Vorstellungen, Sado-Maso-Szenen und allem, was sich an Bildern so in unserem Kopf tummelt. Sexuelle Fantasien sind wichtig. Sie verbessern die Orgasmusfähigkeit und bereichern den erotischen Alltag mit dem Partner. Aber sie funktionieren auch, wenn man als Single lebt, weil die Vorstellungskraft uns quasi Steilvorlagen für die Selbstbefriedigung gibt und einen spontanen One-Night-Stand zu einem tollen Sexerlebnis machen können. Ja, sexuelle Fantasien machen uns in gewisser Weise frei und unabhängig. Wir können in ihnen schwelgen, auch wenn die Praxis damit nicht Schritt halten kann. Muss sie auch gar nicht.

Sexfantasien bieten uns die Möglichkeit, den Beschränkungen unseres Lebens zu entkommen, zeigen Auswege aus der »verkehrsberuhigten Zone« eingefahrener Beziehungen. Sie eröffnen uns die Freiheit, andere Partner, neue Praktiken und vieles andere in Gedanken auszuprobieren, ohne irgendwelche negativen Konsequenzen fürchten und Dinge tun zu müssen, für die uns im echten Leben vielleicht die Möglichkeiten oder auch der Mut fehlen. Es sind Wünsche, die nicht realisiert werden müssen. Sie dürfen völlig absurd, gefährlich und weltfremd sein, ohne dass wir in Handlungsnot geraten. Und das Schönste am Kopfkino: Es gibt immer ein »Happy End«. Wir erträumen uns die erotischen Wünsche, damit sie in Erfüllung gehen.

Bei hocherotischen Fantasien schüttet unser Organismus übrigens den biochemischen Botenstoff Phenylethylamin aus, der in unserem Kopf unter anderem die Grenzen zwischen Wachen und Träumen euphorisch verschwimmen lässt. Wir fühlen uns völlig losgelöst und entspannt. Darum erholen wir uns mit unseren Sexfantasien auch von Druck und Stress, vergessen Alltagsprobleme und können gelassener mit Depressionen und Konfliktsituationen umgehen. Sie sind quasi rezeptfrei als ständig verfügbare Selbstmedikation abrufbar. Großartig, oder?

Umso überraschender war deshalb das Ergebnis der Studie von Brett Kahr: Ein Großteil der Befragten bekannte nämlich, für ihre sexuellen Fantasien Schuld und Scham zu empfinden. Und das im 21. Jahrhundert, mit Sex-Foren im Internet, Alltagspornografie, einem gigantischen Markt an Sex-Toys und -Videos, frei gelebter Liebe in allen erdenklichen Hinsichten und Bestsellern wie *Feuchtgebiete* und *Shades of Grey*! Kaum zu glauben, aber da hat Vera ein schlechtes Gewissen, weil sie beim Masturbieren an George Clooney denkt und nicht an ihren Freund Karl. Ralph hat ein Problem damit, dass er in seiner Fantasie auf Britney Spears abfährt, die in einem »Slip Ouvert« und Fellpantoffeln mit einem großen Fisch auf ihn einschlägt. Und Tessa hat Schuldgefühle, weil sie beim Sex mit ihrem Ehemann immer wieder die Bilder von einem abenteuerlichen Geschlechtsakt im Wald mit einem phantastisch gebauten Afrikaner im Kopf hat, mit dem sie mal eine heiße Affäre hatte. Man könnte eigentlich annehmen, es gäbe Schlimmeres …

Aber egal wie harmlos oder pervers Fantasien sind: Es gibt niemals einen Grund für Gewissensbisse. Im Gegenteil: Unsere Vorstellungskraft ist die Voraussetzung für eine erfüllte Sexualität. Es ist nämlich nicht unbedingt der Partner, der uns antörnt. Es ist unsere Fantasie, die am Turn-Table sitzt. Nur reden sollte man darüber mit seinem Partner möglichst nicht. Denn Liebe braucht Geheimnisse. Es genügt, wenn wir es verstehen, uns immer mal wieder mit einer Aura unergründlicher Rätselhaftigkeit zu umgeben. Auch wenn's uns Frauen manchmal schwerfällt zu schweigen: Es dient einem guten Zweck. Und zwar dem einer erfüllten Erotik – für beide. Letztlich sind es ja gerade diese Geheimnisse, die den sogenannten

»Sex Appeal« einer Person ausmachen. Sie preiszugeben wäre in etwa so, als würde man erwarten, eine köstliche Auster gäbe es ohne Schale, oder die Sphinx hätte sich ganz banal wie ein Hollywood-Star die Nase operieren lassen.

Wer rätselhaft bleibt, erhöht seinen Sex-Appeal.

Darum gilt die Frage »Was denkst du gerade?« auch als absolutes No Go beim Sex. Geben Sie auf so eine Frage bitte unter keinen Umständen eine Antwort! Bestenfalls eine kryptische. Schon unsere Großmütter haben gesagt: »Er darf alles essen, aber nicht alles wissen.« Jeder sollte beim Liebesakt mit dem anderen zwar mit allen Sinnen präsent sein. Aber die Gedanken darf man durchaus schweifen lassen. Das erhöht die Lust und den Genuss auf beiden Seiten. Gemeinsame Fantasien mit Rollenspielen oder an besonderen Plätzen auszuleben, ist eine Sache. Aber dem anderen jede einzelne seiner ur-eigenen Fantasien dabei zu offenbaren, eine ganz andere. Wenn alles passt, ist das nämlich auch gar nicht notwendig. »Nur die mit Geheimnissen in ihren Herzen können die Geheimnisse in unseren Herzen erahnen«, hat Khalil Gibran gesagt. Und da ist etwas Wahres dran.

Erotische Erlebnisse: Auf die Dramaturgie kommt's an

Wie bei einem guten Drehbuch geht es beim Sex oft um geistreiche Dialoge, die richtige Besetzung und das perfekte Bühnenbild. So behauptet der Trendforscher Matthias Horx jedenfalls, dass im 21. Jahrhundert die Inszenierung von Sex und Erotik so wichtig ist, weil die mediale Informationsflut unsere Fantasien einerseits eingrenzt, andererseits aber auch extrem öffnet. Das bereitet den Weg zu dem, was er als »Gourmet-Sex« bezeichnet. Das heißt: Wir sollten den Geschlechtsakt so sorgfältig und lustvoll »anrichten« wie ein Sterne-Koch sein Sechs-Gänge-Menü. Dazu gehören Sex-Toys, außergewöhnliche Situationen und Räume, Kostümierungen oder Spiele. Heutzutage haben wir dafür die Möglichkeiten, die Freiheiten und (hoffentlich auch) die Einfälle. Vögeln geht immer. Aber manchmal führt nur Kreativität zum Orgasmus.

Noch vor nicht allzu vielen Jahren waren Männer und Frauen, die sich zu ausschweifenden sexuellen Fantasien bekannten, ein Fall für den Psychotherapeuten. Gleiches galt für lustvolle Rollenspiele. Daran hat sich inzwischen einiges geändert. Selbst die Wissenschaft hat eingesehen, dass das Ausleben sexueller Fantasien in den meisten Fällen keinesfalls »pervers« oder »krankhaft« ist, sondern einem erfüllten Liebesleben eher zuträglich.

Aus meiner Sprechstunde

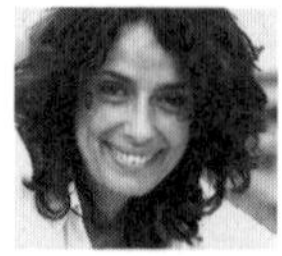

1. Rollentausch

Bei meiner anonymen Telefonsprechstunde hatte ich eine 33-jährige Frau am Apparat, die als Erotikdarstellerin arbeitet. Ihr Job besteht darin, in heißen Dessous und mit telegenem Körper Pornos zu drehen, die später bei den Zuschauern das Kopf-Kino auf Touren bringen. Ganz privat törnt es sie aber am meisten an, wenn sie einfachen »Hausfrauensex« haben kann. Blümchennachthemd und Baumwollunterwäsche sind ihr lieber als erotische Dessous, übertriebene Inszenierungen und pikante Details. Bei ihr läuft dann im Kopf-Kino der Film »Heile Welt«. Aber sobald der Partner von ihrem Beruf wüsste, sei der Traum meist aus und sie müsse dann auch privat die Erwartungen an die Erotikdarstellerin erfüllen. Darum müsse sie den Mann meistens anlügen, und die Beziehung habe sich dann oft auch schnell erledigt.

2. Szenenwechsel

Eine 37-jährige Patientin lebt seit Jahren in einer festen Beziehung und gestand mir, dass sie Rollenspiele extrem erregend findet. Es törnt sie an, ihren Partner als Unbekannten an einer Hotelbar zu treffen, ihn in irgendeinem Laden so anzusprechen wie die Verkäuferin einen Kunden, oder mit ihm eine Zufallsbegegnung zweier Business-Traveller am Flughafen zu arrangieren. Sie fragte mich, ob das in Ordnung sei oder ob mit ihr irgendetwas nicht stimme. Ich konnte sie beruhigen, denn solange der Partner diese Inszenierungen lustvoll mitmacht, scheint es für beide ein Lustgewinn im Alltag zu sein.

3. Kontrollverlust

Besonders Karrierefrauen, von denen im Alltag verlangt wird, Stärke zu zeigen, souverän aufzutreten und Führungsaufgaben zu übernehmen, genießen es, wenn sie sich beim Sex ganz und gar fallen lassen dürfen. Darum mögen es manche auch, sich mit Bondage vom Partner fesseln zu lassen. Das hat mit Sado-Masochismus gar nicht unbedingt etwas zu tun. Aber dieser quasi erzwungene Kontrollverlust erlaubt ihr die Lust. Sie darf in ihrem Intimleben aus ihrem Job aussteigen. Das entspannt total und macht es möglich, dass sie sich beim Sex ganz hingeben kann.

4. Kleine Kicks

Auf meine Frage, wie sie es denn hinkriege, mit Mann und drei Kindern erotisch auf ihre Kosten zu kommen, erzählte eine 38-jährige Patientin mir, dass ihr Mann und sie eine kleine Nischenstrategie mit »Dirty Talks« und Quickies entwickelt haben, die sie sehr aufregend findet. Auf diese Weise können sie ihre Lust ausleben, ohne ständig darauf gefasst sein zu müssen, dass eines der Kinder ins Schlafzimmer platzt. Und weil diese die Begriffe und Andeutungen, die die Eltern in den »Dirty Talks« verwenden, nicht verstehen, wahrt das deren Intimität. Ihr gibt das zudem das Gefühl, aus ihrer Rolle als treusorgende Ehefrau und Mutter auch mal aussteigen zu können.

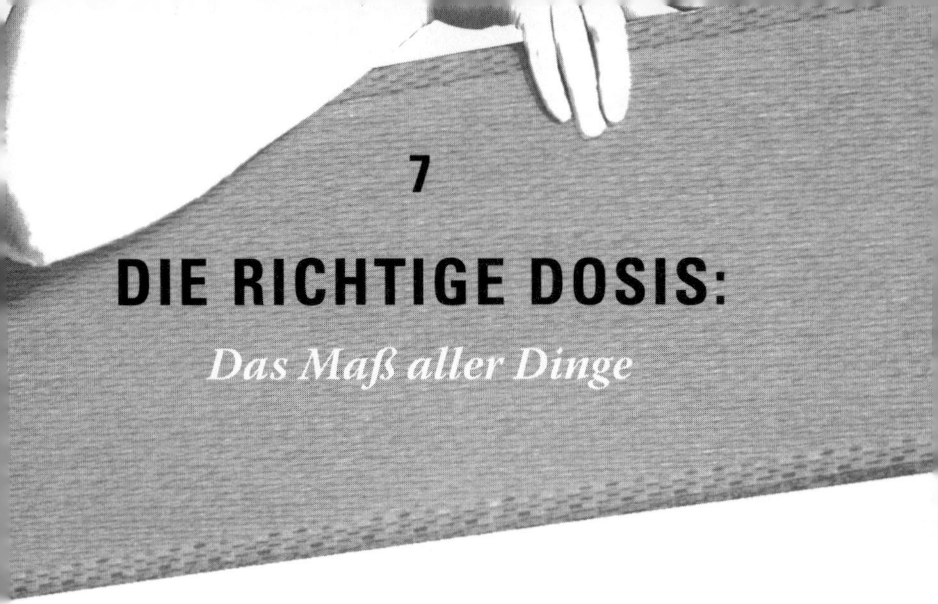

7

DIE RICHTIGE DOSIS:

Das Maß aller Dinge

Freundinnen unter sich: Was man nicht unbedingt wissen muss

Menschen – insbesondere Frauen – sind neugierig. Das ist auch gut so. Aber so manche Details aus dem Sexleben der anderen will man einfach gar nicht wissen. Es heißt immer, in Männerfreundschaften würde schonungslos über Sex gesprochen. Das stimmt in gewisser Weise zwar, aber Männer werden dabei selten persönlich und plaudern nie intime Details aus. Sie debattieren eher allgemein darüber. Wir Frauen sind in dieser Hinsicht gnadenlos und geben der Freundin oft pikanteste Kleinigkeiten preis, die sie dann bei der persönlichen Bekanntschaft des entsprechenden Mannes in echte Bredouille bringt.

Oder könnten Sie Olaf unbefangen die Hand schütteln, wenn Sie wüssten, dass er Ihre Freundin beim Sex gerne ans Bett fesselt? Möchten Sie wissen, wie Thomas sich beim Cunnilingus anstellt, warum Sebastian sich mit Kondomen schwer tut und dass Leo Anna am liebsten im Stehen vögelt oder auf dem Küchentisch? Zugegeben, es war durchaus amüsant, als

Maren beschrieb, wie Bernd splitterfasernackt eine gestrickte, orange-schwarz geringelte Tiger-Fingerpuppe über seinen Schniedel zog und mit vibrierenden »Schnurrhaaren« Obszönitäten brummte. Aber von da an kriegt man dieses Bild nicht mehr aus dem Kopf. Und bei jedem ernsthaften Gespräch mit Marens Lebensgefährten stellt man ihn sich mit solch einem gestrickten Tiger über dem Schwanz vor. Geht gar nicht! Das Kichern lässt sich kaum unterdrücken. Und erklären kann man's ihm schwerlich.

Im Prinzip können Sexgespräche mit Freundinnen ja durchaus informativ und therapeutisch wertvoll sein. Man kann Fragen aufwerfen wie: »Habt ihr eine Idee, wie ich ihn dazu kriege, mich mit dem Finger anal zu stimulieren, ohne dass er dann gleich Hintertürsex will?« Oder: »Wie soll ich ihm sagen, dass sein Gelutsche am Ohr mich total abtörnt, ohne ihn zu kränken?« Solche Gespräche sind wunderbar, oft durchaus hilfreich und bereichern die Freundschaft – solange man den Mann, um den es geht, nicht persönlich kennenlernt. Denn dann fällt es schwer, das Wissen um solche intimen Details auszublenden und ihm objektiv zu begegnen.

Es ist übrigens ein großer Angstfaktor für Männer zu wissen, dass es keine »Frauengeheimnisse« gibt. Wer also einen selbstbewussten Mann in seinem Bett haben will, sollte darauf achten, den Freundinnen nicht alles brühwarm aufzutischen. Die macht das übrigens auch nicht glücklicher, weil sie dann nämlich nicht wissen, wie sie ihm unbefangen gegenübertreten sollen. Und wenn ihnen dann auf einer Party zu später Stunde mal eine verräterische Bemerkung rausrutscht, kann's echt peinlich werden. »Too much information«, kurz »TMI« genannt, sollte man sich im Interesse aller lieber sparen. Diskretion ist besser. Und falls intime Fragen auftreten, die man nur mit der besten Freundin besprechen will, lässt sich das auch ganz neutral formulieren, zum Beispiel mit Wendungen wie »Hast du schon mal …?«, »Ich war da mal in einer Situation …« oder »Stell dir vor, wie es wäre, wenn …«. Für pikante Details mit dem Partner gibt es auch unter Freundinnen gewisse Toleranzgrenzen, die man nicht überschreiten sollte.

Es sei denn, es geht um Gewalt. Und da gilt oft ein umgekehrtes Phänomen. Wenn Frauen von ihrem Partner oder Ehemann geschlagen und vergewaltigt werden, schweigen sie oft oder erfinden Freundinnen oder Bekannten gegenüber Ausreden wie: »Ich bin die Treppe heruntergefallen« oder: »Ach, nur ein kleines Missgeschick …!« Nicht umsonst versuchen solche Männer dann oft, Freundinnen ihrer Frau abzuwimmeln oder die Freundschaften negativ zu manipulieren. Dabei wäre es gerade dann wichtig, einem anderen Menschen alle Details mitzuteilen, um der Situation zu entkommen.

Wenn Sie sich jedoch in einer funktionierenden oder sich gerade aufbauenden Liebesbeziehung befinden, sollten Sie auch der besten Freundin gegenüber lieber den Mund halten, wenn Sie den Mann – egal ob fester Partner oder neuer Lover – behalten möchten. Denn eine sexuelle Verbindung ist die höchste Form der Intimität, die sich zwischen zwei Menschen entwickeln kann. Mit allem, was Sie darüber ausplaudern, verletzen Sie diese höchst sensible Intimsphäre – und den betreffenden Menschen – oft irreparabel. Sollte er auch nur die geringste Ahnung davon bekommen, was Sie alles so weitererzählen, ist das Vertrauensverhältnis dahin. Er wird sich beim Sex nicht mehr hingeben können, und so sterben Erotik und Lust dann auch irgendwann: Nicht nur ein Gentleman, auch eine kluge Frau genießt und schweigt …

Eifersucht: Gift oder Würze?

Eifersucht gehört zur Lust wie die Schärfe von Capsaicin zum »Chili con Carne«. Fast jede von uns kennt diesen stechenden Schmerz, wenn der Partner einer hübschen, jungen Blondine hinterherguckt, zum Abendessen mit einer »alten Freundin« verabredet ist oder von einer neuen Kollegin schwärmt. Aber mal ganz ehrlich: Machen wir es nicht genauso? Wir treffen uns mit einem Ex-Lover, weil er »zufällig« mal wieder in der Stadt ist, kommentieren die erste Begegnung mit dem neuen Chef aufreizend lapidar mit »interessanter Mann ...!« oder lassen uns zur Belebung des Liebeslebens auch schon mal selbst einen Blumenstrauß von einem angeblich fremden Verehrer schicken. Zugegeben: ein alter Trick, funktioniert aber prima! Eine kleine Prise Eifersucht kann einer eingefahrenen Beziehung tatsächlich neue Würze verleihen und uns »scharf« machen.

»Eifersucht ist die Angst vor dem Vergleich«, meinte Max Frisch zwar. Aber dieses Gefühl drückt auch Leidenschaft aus und ist ein Zeichen dafür, dass man den anderen liebt, begehrt, nicht teilen und nicht verlieren will. Nichts ist langweiliger als ein Mann, der behauptet, ganz und gar nicht eifersüchtig zu sein. Das ist in etwa so aufregend wie eine Trapeznummer ohne Salto oder wie ein Champions-League-Finale ohne Ball. Fast fühlt es sich an, als würde er sagen: »Du bist mir ganz egal.« Und das törnt nun wirklich ab! Darum erregen insbesondere Frauen manchmal absichtlich die Eifersucht des Partners, um klarzustellen: »Was du an mir hast, ist alles andere als selbstverständlich!« Dieses Gefühl aus Verlustangst, Leidenschaft und Wut hat einen schlechten Ruf. So manche Psychologen sagen: zu Unrecht. Weil die Sorge um die Treue des Partners sich durchaus positiv stabilisierend auf eine Beziehung auswirkt. Aber Eifersucht kann sich in den verschiedensten Ausprägungen zeigen. In geringer Dosis ist sie ein belebendes Aphrodisiakum, in hoher Dosis tödliches Gift.

Tatsächlich gehört die Eifersucht nämlich quer durch alle Gesellschaftsschichten, Länder und Kulturen zu den führenden Motiven für Mord und Totschlag. Dafür gibt es Tausende von Beispielen. Sei es die 25-jährige Polizistin aus Lauf an der Pegnitz, die ihren 30-jährigen Kollegen zehn Stunden lang mit einer Waffe bedrohte, weil er sich nach zweijähriger Beziehung wegen einer anderen von ihr trennen wollte. Sie schoss zuerst ihm in den Hals (er überlebte) und tötete sich dann selbst mit einem Kopfschuss. Oder Stars wie Rihanna, die von ihrem Freund Chris Brown krankenhausreif geprügelt wurde, weil sie ihm angeblich eifersüchtige Vorhaltungen wegen einer verdächtigen SMS auf seinem Handy gemacht haben soll. Tatsächlich hat er sie wohl regelmäßig betrogen. Aber in solchen Fällen kann auch die berechtigtste Eifersucht meist nichts mehr retten.

Wenn das Misstrauen so groß wird, dass man die Taschen des anderen nach verdächtigen Hotelquittungen durchforstet, auf dem Handy nach heimlichen Liebesbotschaften sucht oder man die Verfolgung zu irgendwelchen Geschäftsessen oder Terminen aufnimmt, sollten die Alarmglocken klingeln. Nicht umsonst hat schon Franz Grillparzer bemerkt: »Eifersucht ist eine Leidenschaft, die mit Eifer sucht, was Leiden schafft.«

Krankhaft eifersüchtige Partner suchen förmlich nach Indizien für angebliche Untreue, wittern in allen anderen Menschen eine potenzielle Gefahr, misstrauen sogar einem freundlichen Verkäufer, steigern sich in Verlustängste und Kontrollwahn hinein und bedrohen damit die Freiheit des anderen extrem. Solchermaßen eingeengt, versuchen Eifersuchtsopfer dann oft, selbst harmlose »Mädchenabende« oder das Telefonat mit alten Bekannten zu vertuschen, indem sie Überstunden im Büro vorgeben oder dass die alte Mutter angerufen habe; nur um keinen Erklärungsnöten ausgesetzt zu werden und eskalierende Streits zu verhindern. Das ist falsch. Denn wenn diese im Prinzip überflüssigen Notlügen herauskommen, fühlt sich der Eifersüchtige in seinen Vermutungen nur noch bestätigt. Lieber authentisch und offen sein und auf keinen Fall auf eigenständige Aktivitäten verzichten. Schließlich kann sich keiner sein Leben lang verbiegen, nur um den eventuell total abstrusen Erwartungen des Partners zu entsprechen.

Kick oder Chaos?
Bei der Eifersucht kommt's auf die Dosierung an.

Eifersucht hat unterschiedlichste Ausprägungen: Da gibt es den heißen Schmerz erfolgloser Verehrer, die mitansehen müssen, wie sich die begehrte Person anderweitig liiert; das ist gesund und bringt das Leben eben so mit sich. Dann gibt es die nagende Unruhe, wenn der Partner plötzlich entweder verändertes Verhalten an den Tag legt oder man das Gefühl hat, die Beziehung sei in Selbstverständlichkeiten erstarrt. Da kann ein bisschen Eifersucht durchaus die Lust neu entfachen und Zweifel aufheben. Der andere Fall ist die Kränkung und Zurückweisung nach einem Seitensprung oder kompletter Trennung. Da entstehen bei dem »abservierten« Teil aus Eifersucht nicht selten Hass und Rachsucht bis hin zu Gewalttätigkeiten.

Für krankhafte Eifersucht haben Psychologen verschiedenste Erklärungen: Das kann in der Kindheit begründet sein, wenn sich jemand zum Beispiel von nachgeborenen Geschwistern den Eltern gegenüber zurückgesetzt fühlte. Manchmal hat es mit enttäuschenden Erlebnissen in früheren Partnerschaften zu tun, oft auch mit sexuellen Minderwertigkeitskomplexen oder dem Gefühl, nicht wirklich »liebenswürdig« zu sein. In diesen Fällen ist es wichtig, ein neues Selbstwertgefühl zu entwickeln, das uns von den Liebesbeweisen des anderen unabhängig macht: Neue Lebensinhalte aufbauen, ureigene Interessen verfolgen, Freunde gewinnen.

Eifersucht ist in der Beziehung von zwei Menschen die Variable zwischen Abhängigkeit und Macht, zwischen Zweifel und Gewissheit, zwischen Misstrauen und Vertrauen, zwischen Minderwertigkeitskomplexen und Eitelkeit. Eine Liebe ohne Eifersucht wäre in etwa dasselbe, als wollte man einen Brand bekämpfen, indem man den Feuermelder abschafft. Das jedenfalls sagt der amerikanische Psychologie-Professor David Buss.

Dass die 1968er-Bewegung die Eifersucht liquidieren wollte, indem sie für »Freie Liebe« und wechselnde Sexualpartner plädierte, um kapitalistische Besitzansprüche zu torpedieren, hat sich – bei allem Idealismus – nachhaltig nicht bewährt. Selbst die französische Nymphomanin Catherine Millet, die sich alle erdenklichen Freiheiten beim Sex mit vielen Männern herausnahm, bekannte in ihrem Buch *Eifersucht*, dass sie ihrem Mann, der sich daraufhin ebenso Freiheiten und Affären mit anderen Frauen nahm, diese nicht unbedingt gleichermaßen gönnte. Und auch Paare, die regelmäßig und gemeinsam Swingerclubs zum Partnertausch besuchen, wünschen sich in der Mehrzahl, beim Sex des Partners mit einer anderen Frau (oder umgekehrt) nicht zusehen zu müssen. In Internet-Foren zum Thema wird häufig dafür plädiert, dass außerehelichen Lustbarkeiten nur getrennt und in separaten Räumen nachgegangen werden sollte. Begründung: »Sonst dreht man ja durch dabei!« Loyalität ist vielleicht das Zauberwort bei Paaren, die Swingerclubs besuchen. Da verleiht die quasi selbst kreierte Eifersucht der Beziehung einen neuen Kick, aber die grundsätzliche Loyalität in der Partnerschaft wird davon in keinster Weise berührt.

Eifersucht ist auch immer ein gutes Stück Neugier. Und in ihrer harmlosesten Form muss man deshalb nicht einmal sexuell fremdgehen. Es kann auch ein aufreizendes Spiel nach dem

Motto »Konkurrenz belebt das Geschäft« sein. Einen erotischen Kick bringen auch ganz einfache Dinge, wie Hollywood-Star Liza Minelli schon wusste: »Wenn ein Mann will, dass seine Frau zuhört, braucht er nur mit einer anderen Frau zu sprechen.« Und das gilt natürlich auch umgekehrt ...! Beginnen Sie bei einem geselligen Anlass ein geistreiches, fesselndes Gespräch mit einem anderen interessanten Mann, und Sie werden sehen, dass Ihr Partner Sie auf Händen heimträgt und Sie anschließend nach allen Regeln der Kunst verwöhnt, selbst wenn er immer zu denjenigen gehörte, die von sich behaupten, nicht die Spur eifersüchtig zu sein ...! Abschalten lässt sich die Eifersucht nämlich nicht. Man kann sich zwar verbieten, Eifersucht zu zeigen, aber nicht, sie zu empfinden.

Doch wenn die Eifersucht masochistische, übersteigerte Ausmaße annimmt, sollte man sich fragen, was mit der Beziehung zum Partner nicht stimmt oder was bei einem selbst nicht stimmt. Denn wenn Loyalität, Treue und Vertrauen ständig angezweifelt werden, wirkt Eifersucht auf die Liebe so zerstörerisch wie eine heimtückische Sepsis, die das Blut langsam vergiftet. Eine Versöhnung ist selten, eine Trennung wahrscheinlich.

Keine Lust? Kein Problem!

Zunächst einmal eines vorweg: Bei erfülltem Sex geht es ums »Wollen« und nicht ums »Müssen«. Es gibt viele Frauen (aber auch Männer), die ein schlechtes Gewissen haben, weil sie nicht so oft Lust auf Sex haben wie ihr Partner. Jeden Tag, zweimal pro Woche, monatlich oder nur ab und zu: Jedes Paar hat seinen eigenen Fahrplan der Lust. Nur wenn die Unterschiede allzu groß werden, fühlt sich der eine unter Druck gesetzt und der andere abgelehnt. Ein zeitweiliger Libidoverlust kommt in den besten Beziehungen vor. Wahrscheinlich ist davon jeder mal in der einen oder anderen Phase seines Lebens betroffen. Denn es gibt eine ganze Reihe von Faktoren, die uns den Appetit auf Sex verderben können. »Leistungsdruck« ist dabei der häufigste Lustkiller. Das beginnt bei Teenagern, die sich von testosterongesteuerten »Jungs« (die meist noch kaum über erotische Kompetenzen oder Erfahrungen verfügen) zum Petting, intimen Berührungen und Geschlechtsverkehr gedrängt fühlen und mangels Erfahrung meinen, das jetzt mitmachen zu müssen, obwohl sie innerlich eher in Abwehrbereitschaft sind. All diesen Mädchen sei gesagt: Habt Mut, »nein« zu sagen. Spart euch auf für den richtigen Moment und den richtigen Kerl. Denn nur wer sich mit allen Fasern seines Körpers, seinem ganzen Herzen und seiner Seele Sex mit diesem und keinem anderen wünscht, kann höchsten Lustgewinn auf das Konto seiner erotischen Lebenserfahrungen verbuchen und im Laufe der Zeit auch mit anderen Partnern von den »Zinsen« profitieren. Jeder darf sagen: »Tut mir leid, aber ich habe einfach keine Lust!«

Leistungsdruck ist häufig auch der Grund für Lustverlust im Erwachsenenalter. Damit ist allerdings nicht der Leistungsdruck im Bett gemeint. Sogenannte sexuelle Appetenzstörungen – nicht umsonst von dem Wort »Appetit« abgeleitet – haben in den meisten Fällen psychische Ursachen und soziale Auslöser. Da geht der Druck häufig von einer seelischen und körperlichen Überforderung im Berufsleben und / oder dem Familienalltag aus. »Ich bin einfach immer zu müde für Sex«, klagt eine 35-jährige Steuerberaterin und Mutter von zwei Kindern. Sie und ihr Mann – ein Fernsehreporter mit wechselnden Dienstzeiten – fallen abends meist nur völlig ausgelaugt nebeneinander ins Bett, drehen sich den Rücken zu und schlafen ein. Manchmal berühren sie sich wochenlang nicht.

Mehr als 70 % aller Männer und Frauen gaben laut einer Umfrage des *geva-Instituts* schon 1995 Stress als Lustkiller Nummer eins an. In den 1970er-Jahren waren es nur etwa 10 %.

Angesichts der ständig steigenden Anzahl von Burnouts seit der Jahrtausendwende kann man davon ausgehen, dass fast jeder von uns Phasen hat, in denen der enorme alltägliche Leistungsdruck uns den Appetit auf Sex gründlich verdirbt. Dafür muss man nicht unbedingt Karrierefrau oder Spitzenmanager sein. Der tägliche Kampf um die Existenz und die Bewältigung vielfältiger Anforderungen betäuben den Wunsch nach sinnlichem Erleben und sexueller Hingabe. Zeitmangel, Verpflichtungen, Haushalt, Beruf, Kinder, Termine, Papierkrieg und viele andere Faktoren versetzen unsere Nerven in ständige Alarmbereitschaft. Wir müssen »funktionieren«.

Evolutionsbiologen vergleichen das gerne mit dem Leben in der Wildnis: Stellen Sie sich ein Zebra vor, das von einem Löwen durch die Savanne gehetzt wird. Es würde doch jetzt keinen Gedanken an eine Paarung verschwenden, oder? In Stresssituationen läuft das sympathische Nervensystem auf Hochtouren: Alle Zeichen stehen auf Flucht- und Kampfbereitschaft, und es werden jede Menge Stresshormone ausgeschüttet. Um Lust auf Sex zu haben, muss aber das parasympathische Nervensystem zum Zuge kommen können, damit die Genitalien gut durchblutet werden, wir uns entspannt und sicher fühlen. Ansonsten geht Stress buchstäblich unter die Gürtellinie.

Stress lass nach!
Die Lust auf Sex passt in keinen Terminplan.

Also versuchen Sie gemeinsam, sich Stunden der Muße im Alltag zu reservieren. Üben Sie, wie Sie das Kopfkarussell am besten abschalten können, programmieren Sie das Handy auf »lautlos« und genießen Sie die gemeinsame Zeit mit dem Partner beim Kochen, Musikhören oder in der Badewanne ganz intensiv. Die Lust kommt dann oft von ganz alleine wieder, wie ein willkommener Gast. So wie man ohne kreative Pausen nicht erfolgreich arbeiten kann, kann man ohne sie nämlich auch nicht hingebungsvoll lieben. Nicht umsonst werden die meisten Kinder am Wochenende oder im Urlaub gezeugt.

Es soll ja – insbesondere in den USA – Sexberater und Stresstherapeuten geben, die überforderten Managern empfehlen, in ihrer elektronischen »To Do«-Liste neben Terminen mit dem Steuerberater, dem Aufsichtsrat, der Bank und für Geschäftsreisen und Messen auch feste Zeiten für Sex einzuplanen. Soll dann mitten in der Konferenz plötzlich am Smartphone ein Herzchen aufblinken, das uns daran erinnert, in genau zehn Minuten von Kopf bis Fuß auf Liebe eingestellt sein zu müssen? So geht's wirklich nicht. Die Sonne lässt sich ja schließlich auch nicht vorschreiben, wann sie zu scheinen hat.

Aber wenn der Appetit auf Sex länger fernbleibt und vielleicht sogar die Beziehung gefährdet, sollte man sich ernsthaft überlegen, seinen Alltag zu verändern, zum Beispiel sich die Arbeit mit einer kompetenten Kollegin teilen, sich eine Haushaltshilfe leisten oder einfach nur lernen, wie man sich (für den Anfang) mindestens eine Stunde lang die Zeit mit Meditation oder Müßiggang vertreibt.

Lebensumstände, die einem die Lust vergällen

Der Appetit auf Sex vergeht aber auch vielen Frauen, die schon seit einer geraumen Zeit Single sind. Je länger diese Phase andauert, desto größer wird die Hemmschwelle, sich »mit Haut und Haar« auf einen Mann einzulassen. Man ist buchstäblich »entwöhnt«. Alte Beziehungen aufzuwärmen, macht wenig Sinn. Und einen neuen Flirt möchte man nur ungern intensivieren, weil es einen oft in Erklärungsnöte bringt. Manche

Frauen, die zurückgezogen in ihrem »Elfenbeinturm« leben, können getrost auf die Standardkonversation verzichten, nach dem Motto: »Was machst du denn so – beruflich?« Sich als fertige Persönlichkeit mit einem ganzen Bauchladen an Erfahrungen einer neuen Bekanntschaft »erklären« zu müssen, törnt viele Singles von vornherein ab. Und weil man trotzdem von der großen Liebe und einer perfekten Beziehung träumt, kann ein banaler One-Night-Stand das Lustdesaster meist auch nicht retten.

Tipp: Trotzdem sollten Sie rausgehen und Einladungen von Freunden oder Geschäftsessen wahrnehmen. Man kann ja nie wissen: Vielleicht trifft man irgendwann oder irgendwo einen Mann, der einen »erkennt«, ohne dass man sich erklären muss. Solche Zufälle können sich allein zuhause kaum ergeben. Und auf Dauer gilt: Kein Sex ist auch keine Lösung.

Manchmal gibt es natürlich auch körperliche Ursachen für den Libidoverlust: bestimmte Krankheitsbilder, ein veränderter Hormonhaushalt, Drogen- und Alkoholmissbrauch, eine Behinderung oder die Einnahme bestimmter Medikamente. Manchmal wirkt auch die Einnahme der Anti-Baby-Pille wie ein Lustkiller. Das ist ein bisschen paradox, weil man sie ja auch einnimmt, um Sex bedenkenlos genießen zu können. Manchmal hilft die Umstellung auf ein anderes Präparat. Zu all diesen Faktoren unbedingt den Arzt oder die Ärztin Ihres Vertrauens konsultieren! Auch traumatische Erlebnisse wie Feuer, Krieg, Tod, Unfälle oder Vergewaltigungen sind oft die Hintergründe für eine Appetenzstörung. Um diese Traumata aufarbeiten zu können, sollte man sich auf jeden Fall in die Hände eines guten Psychotherapeuten begeben. Da ist der Lustverlust oft nur eines von vielen Problemen, die es zu bewältigen gilt.

Ja und dann gibt es noch bestimmte Lebensumstände, die das sexuelle Verlangen beeinträchtigen können. So hat sich bei vielen Paaren herausgestellt, dass ihnen die Intimität fehlt, zum

Beispiel, wenn sie als Studenten in einer WG mit vielen anderen leben; wenn sie mit den Schwiegereltern zusammengezogen sind und die Schlafzimmerwände zu dünn und hellhörig sind; wenn die Kinder des geschiedenen Lebensgefährten nebenan schlafen; und manchmal auch nur, wenn ein eifersüchtiger Hund regelmäßig einen Riesenaufstand macht, sobald es bei seinem Frauchen »zur Sache« geht. Welcher Mann braucht schon einen hechelnden, sabbernden, zotteligen »Bettgefährten«, der – falls es ein stattlicher Rüde ist – dabei mit einem größeren Ständer aufwartet als er selbst? Nun ja … In der Regel sind das Herausforderungen, die man in den Griff bekommen kann, sofern man sie offen und ehrlich anspricht und Lösungsmaßnahmen ergreift.

Anders verhält es sich mit Sex während der Schwangerschaft. Da bestimmt die Natur zumeist das Geschehen (siehe Kapitel 8). Für viele Paare sind diese neun Monate oft von einem Wechselbad der Gefühle geprägt, die nicht immer unbedingt kohärent sind. Mal hat sie besonders viel Lust auf Sex, aber er fühlt sich durch den neuen »Bauchbewohner« gehemmt. Und dann wieder läuft seine Libido auf Hochtouren, während sie eher mit den Veränderungen in ihrem Körper beschäftigt ist als mit dem Mann an ihrer Seite. Oftmals tendiert das Lustbarometer dann gen »Null«. Das kann sehr frustrierend sein. Aber je inniger beide Partner in dieser Phase aufeinander eingehen, desto vielversprechender sind die Zukunftsaussichten für die Intensität der Beziehung – trotz oder gerade wegen des Familienzuwachses.

Es gibt also eine Reihe von logischen und ganz natürlichen Erklärungen, warum wir manchmal mehr und manchmal weniger Lust auf Sex verspüren. Anders verhält es sich dagegen, wenn ein Paar vollkommen unterschiedliche Erwartungen an das Liebesleben hat, wenn die Chemie nicht stimmt oder es unüberbrückbare ästhetische Abneigungen gibt.

Eine ganz andere Variante von sexuellem Leistungsdruck entsteht nämlich dann, wenn der Mann jede Nacht mehrfach Sex einfordert (siehe Praxisbeispiel am Ende des Kapitels) und die Frau sich nicht in der Lage fühlt, das zu erfüllen. Muss sie auch nicht, wenn diese »Verkehrsordnung« ihr das Gefühl gibt, stupide Fließbandarbeit zu verrichten, anstatt sexuell befriedigt zu werden. Weniger ist nämlich manchmal mehr.

Oft geht es auch um sexuelle Praktiken wie Bondage, Oralsex oder Analverkehr, an denen sich die Geister scheiden. Wenn eine Frau nicht gefesselt werden möchte und lieber oben sitzt, als sexuell degradiert zu werden, darf sie ruhig »nein« sagen. Wenn es ihr wehtut, dass er am liebsten durch ihr »Hintertürchen« kommt, ist wohl auch eher kein Lustgewinn zu erwarten. Und wenn sie sich davor ekelt, an seinem Schwanz zu lutschen und sein Sperma in den Mund zu nehmen, gibt es keinen Anlass, das zu tun. Wie eingangs gesagt: Sex kommt von »Wollen« und nicht von »Müssen«.

Ob begründet oder unbegründet, manchmal empfinden wir bestimmte intime Details einfach als abstoßend: Sei es der haarige Pelz auf den Schultern, sein Körpergeruch oder der Austausch von Körperflüssigkeiten wie Speichel, Schweiß und Sperma: Es steht nirgendwo geschrieben, dass all das uns unbedingt antörnen muss. Zwar bewies eine kürzliche Studie der Universität Groningen mit 90 jungen Frauen, dass sexuelle Erregung tatsächlich die Ekelschwelle senkt. Manchmal kehrt sich das Ganze sogar ins Gegenteil um: Wir finden nun behaarte Schultern plötzlich unerklärlicherweise aufregend, das Bierbäuchlein sexy, Speichel im Bauchnabel erotisierend und verteilen sein Sperma auf unseren Brüsten wie ein kostbares Anti-Aging-Elixier.

Voraussetzung dabei aber ist: Ohne sexuelle Erregung funktioniert das nicht. Darum erwächst aus einem Ekelgefühl, das Sie bei intimen sexuellen Kontakten mit einem Mann empfinden, wahrscheinlich höchst selten erfüllte Lust. Freilich: Bevor man es nicht ausprobiert hat, weiß man es natürlich auch nicht. No risk, no fun! Aber wenn's danach dabei bleibt, sollten Sie ehrlicherweise sagen: »Tut mir leid. Ich habe einfach keine Lust!« (Aber seien Sie so taktvoll und ersparen Sie ihm Details bei der Begründung.)

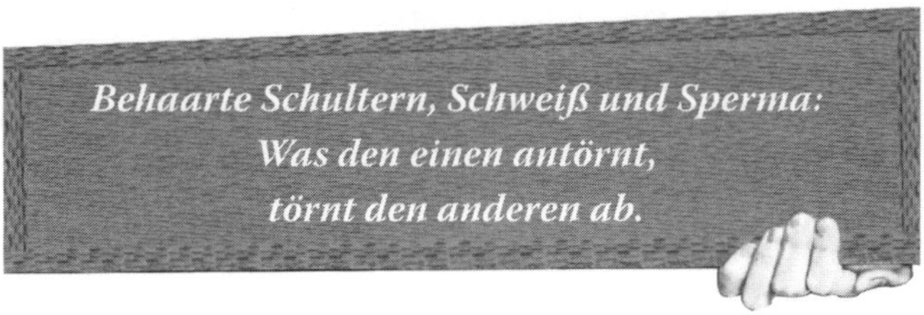

Seitensprung: Gelegenheit macht Liebe

Es ist ein bisschen wie in der Leichtathletik: Beim Weitsprung und beim Dreisprung ist es wichtig, nicht allzu viel Staub … Verzeihung … Sand aufzuwirbeln. Und beim Hochsprung und Stabhochsprung kommt es darauf an, wohlbehalten auf der Matte zu landen und die Latte möglichst dort liegen zu lassen, wohin sie gehört. Der Seitensprung ist zwar keine olympische Disziplin, aber auch da geht es in gewisser Weise um ähnliche Fertigkeiten, und die Bilanz ist durchaus rekordverdächtig: Jeder zweite Deutsche (Männer wie Frauen) bekennt sich nämlich zu dem einen oder anderen Seitensprung. Und das war offenbar auch vor fast 100 Jahren so. Hollywood-Diva Mae West, die in den 1930er-Jahren für ihr loses Mundwerk und ihr offenes Verhältnis zum Sex berühmt war, sagte nämlich schon damals: »Das Schönste am Seitensprung ist der Anlauf!«

Mit dem »Anlauf« meinte sie wahrscheinlich das aufregende Kribbeln im Vorfeld, den Reiz des Verbotenen und oft auch die Planung solch einer Expedition ins Unbekannte. Denn bei einem Seitensprung wird meist ein gewisses Maß an Anonymität verlangt. Und das ist auch gut so. Denn einen One-Night-Stand geht es schließlich nichts an, ob man verheiratet ist oder nicht, was man beruflich tut, wo man wohnt oder ob man Kinder hat. Und von ihm will man das meist auch gar nicht unbedingt wissen. Im Gegenteil: Viele Männer und Frauen legen sich dafür sogar mit Absicht eine andere Persönlichkeit, eine erfundene Biografie oder einen anderen Look zu.

Dieses gewisse Maß an Anonymität ist auch eine Art Schutz vor Eingriffen in eine bestehende Beziehung und die Privatsphäre, macht aber andererseits auch einen besonderen erotischen Reiz aus. Der Unterschied zwischen One-Night-Stand und Seitensprung ist der, dass man sich ersteren als Single gönnen kann (ohne dass das unbedingt ein »Nachspiel« haben muss), während der Begriff »Seitensprung« nur auf Menschen zutrifft, die ansonsten in einer festen Beziehung oder in einer Ehe leben und damit durchaus ein Risiko eingehen. Denn oft wird bei einem Seitensprung die Loyalität zum Lebenspartner gar nicht in Zweifel gezogen.

Es gibt vielerlei Gründe, warum man ein sexuelles Abenteuer trotz scheinbar intakter Partnerschaft sucht: sexueller Frust, alltägliche Langeweile, das Gefühl, als Frau vom Partner nicht mehr »gesehen« zu werden, aber auch unerwartete Schicksalsschläge oder persönliche Veränderungen. Der Wunsch nach einem erotischen Kick, einem Weckruf für die eigene Weiblichkeit und einem aufregenden Abenteuer wiegt dann oft stärker als das Treuegelöbnis an den langjährigen Partner – wenn auch nur kurzfristig. Der Ausflug in fremde Betten beschäftigt offenbar sehr viele Menschen. Googelt man den Begriff »Seitensprung« im Internet, erscheinen mehr als drei Millionen (!) Seiten: In der Hauptsache Agenturen für die anonyme Vermittlung, die mit Slogans werben wie »Man lebt nicht nur vom Brot allein«, »Fremdgehen leicht gemacht« oder »Heiße Dates in Gnarrenburg«. Man findet dort einen Seitensprungatlas, Ratgeber wie »Richtig fremdgehen« und anonyme Foren, in denen man seine Erfahrungen mit anderen austauschen kann.

Ganz ehrlich und ohne Moralapostelei: Ein Seitensprung zur rechten Zeit und im rechten Maß kann einer eingefahrenen Beziehung durchaus neue Kicks verleihen, sofern man ihn als Mittel zum Zweck benutzt. In diesem Fall ist es oft sinnvoller, dem Partner diesen »Ausrutscher« nicht zu beichten. Von den 50% der Deutschen, denen ein Seitensprung »passiert« ist, beichten weniger als die Hälfte ihn dem Partner. Und das ist auch gut so. Denn die wenigsten verzeihen einen Seitensprung tatsächlich, und meistens ist die Beziehung dann so angeknackst, dass sie langfristig zum Scheitern verurteilt ist. Darum gilt – sofern es nichts Ernstes war: »Was er nicht weiß, macht ihn nicht heiß!« Trotzdem kann man nicht pauschal sagen, ob man darüber mit dem Partner sprechen sollte oder nicht. Denn jede Beziehung ist anders. Gerade bei einer intensiven seelischen Verbindung kann ein einmaliger Seitensprung viel Nähe und Intimität zerstören. Wenn er dann noch verschwiegen wird, kann diese Unehrlichkeit zusätzlich belasten. Das muss jeder für sich entscheiden. Bei tiefen Beziehungen merken es die Partner häufig intuitiv von ganz allein. Vorzugsweise Frauen benutzen aber das Bekenntnis zu einem Seitensprung auch häufig dann, wenn sie zu feige sind, mit ihrem Partner Schluss zu machen – in der Hoffnung, dass er dann die Konsequenzen zieht.

Glaubt man der Statistik, lassen sich Frauen übrigens häufiger zu einem Seitensprung hinreißen als Männer. Und auch, wenn man glaubt, dass es in der Großstadt viel mehr Gelegenheiten dafür gibt: Tatsächlich ist die Seitensprungquote in ländlichen Regionen viel höher. Es gibt viele – teils absurde – Ratschläge für Gos und No-Gos beim Seitensprung; angefangen damit, dass man frisch geduscht sein sollte bis dahin, dass es besser wäre, die erotischen Einzelheiten nicht mit Aufnahmen per Smartphone zu dokumentieren … (!?) Als würde sich das nicht von selbst verstehen. Aber eine Regel sollte auf jeden Fall respektiert werden: Ein Seitensprung im heimischen Ehebett ist absolut tabu. Und auch eine Erkenntnis, die schon von unseren Großmüttern stammen könnte, gilt nach wie vor: Lassen Sie sich niemals »auf frischer Tat« erwischen! Denn hilflose Kommentare wie: »Es ist nicht das, wonach es aussieht!« oder: »Schatz! Mit dir hat das nichts zu tun!« helfen einem dann auch nicht mehr aus der Klemme.

Ein Seitensprung ist ein Experiment mit ungewissem Ausgang.

Ob ein Seitensprung nun ein Verrat am Partner ist oder ein belebender Kick für die eingeschlafene Beziehung, muss jeder für sich selbst entscheiden. Beginnt er schon beim harmlosen Flirt mit einem Unbekannten an der Bar? Mit einem leidenschaftlichen Kuss am Ende einer Betriebsfeier? Oder wird er erst durch handfesten Sex dazu? Daran scheiden sich die Geister. Vor allem sollte man sich darüber klar werden, warum man eigentlich zu einem Seitensprung tendiert. Denn darin liegt oft eine Reihe von Defiziten in der Beziehung begründet (an denen wir zum Teil auch selbst nicht ganz unschuldig sind), die sich vielleicht auch mit anderen Maßnahmen ändern ließen.

Manchmal hilft es, wenn Paare miteinander reden. Gar nicht unbedingt über die Tendenz zum Seitensprung, sondern über das, was jeden bewegt, was er sich wünscht, wie er sich fühlt. Und das gilt nicht nur für die Sexualität, sondern für die Beziehung, den Alltag und vieles andere. Solche Paargespräche sind aber nur dann sinnvoll, wenn jeder neutral von sich erzählt und seine Wünsche formuliert, ohne Vorwürfe oder Beschuldigungen zu formulieren. Das klärt nicht nur vieles, sondern schafft neue Nähe und kann durchaus auch sehr erotisierend wirken: manchmal viel besser als ein Seitensprung. Auf diese Weise kann jeder den anderen neu entdecken und seine vielen Facetten kennenlernen. Denn wir alle sind nicht nur einer, sondern viele.

In sämtlichen Ratgebern zum Thema verschwimmen übrigens oft die Grenzen zwischen den Begriffen »Seitensprung«, »Affäre« und »Fremdgehen«. Dabei kann man sie nun wirklich nicht in einen Topf werfen, denn dazwischen liegen oft Welten. Während ein Seitensprung meist anonym und einmalig ist, versteht man unter einer Affäre eine parallele Beziehung, die länger andauert und durchaus sehr intensiv und persönlich ist. Im Vergleich dazu beschreibt das Fremdgehen so etwas wie eine grundlegende Eigenschaft bei Menschen, für die notorische Untreue quasi »zum guten Ton« gehört. Auch beim Treuebruch geht es aber ums rechte Maß: Ein »Ausrutscher« bzw. Seitensprung kann jedem passieren und, wie erwähnt, eingefahrene Beziehungen durchaus beleben. Eine – oftmals sogar langjährige – Affäre setzt voraus, dass man eine Art Doppelleben führt. Da wird sich auf Dauer eine konkrete Entscheidung für den einen oder anderen nicht abwenden lassen.

Und wer ständig fremdgeht – das impliziert immer wiederkehrende sexuelle Abenteuer mit unterschiedlichen Partnern trotz fester Beziehung oder Ehe –, sollte seine Bindungsfähigkeit ernsthaft in Frage stellen.

8 GRÜNDE FÜR SEITENSPRÜNGE

Urzeitinstinkt

In der Steinzeit nahmen sich die Männer so viele Frauen wie möglich mit in ihre Höhle, um ihre Gene an möglichst viele Nachkommen weiterzugeben. Das soll angeblich noch immer in der männlichen Natur stecken, ist aber evolutionär komplett überholt, sondern eher eine bequeme Ausrede. Außerdem: Was ist mit den Frauen?

Nachholbedarf

Kommt zum Beispiel dann zum Tragen, wenn Paare sehr jung zusammengefunden haben und außerhalb der Beziehung wenig andere Erfahrungen sammeln konnten. Ein Seitensprung ist dann oft eine Möglichkeit, unerfüllte Bedürfnisse auszuleben.

Unabhängigkeitserklärung

Oft fühlen wir uns durch eine jahrelange Beziehung eingeengt und sehnen uns nach Freiheit und Abenteuer. Ein Seitensprung bietet die Möglichkeit, den Alltagszwängen zu entfliehen. Die Frage ist: Wie »unabhängig« wollen wir wirklich sein?

Lustgewinn

Wenn der Partner nicht so oft Lust auf Sex hat wie man selbst, entsteht das Bedürfnis, dieses Lustdefizit anderweitig zu befriedigen. Das mag legitim sein. Oft ist das aber nur eine Verdrängung von ganz anderen Beziehungsproblemen.

Entwicklungshilfe
Wir bleiben nicht die, die wir sind. Auch in einer langjährigen Partnerschaft entwickeln sich beide weiter – nicht immer parallel. Manchmal ist ein Seitensprung notwendig für die Entfaltung der eigenen Persönlichkeit. Das kann auf Kosten der Beziehung gehen.

Rachefeldzug
Manchmal ist es geplant, dass der Partner vom Seitensprung erfährt. Entweder als Rache für seine Untreue oder für seine Unaufmerksamkeit. Das soll die Eifersucht stärken, kann das Vertrauen aber auch irreparabel schwächen.

Selbstwert
Wenn Selbstverständlichkeiten und schnöder Alltag die Beziehung dominieren, wird ein Seitensprung oft zum Hilferuf für mehr Zuwendung, kleine Aufmerksamkeiten und Selbstbestätigung vom Partner. Das geht auch anders …

Berufsgeheimnis
Oft ergeben sich Seitensprünge mit Kollegen. Man sieht sich viele Stunden pro Tag, teilt gewisse Interna, und gerade die beruflich erforderte Distanz kann erotische Begehrlichkeiten wecken. Bei Betriebsfesten und Terminen kann es dann auch mal zu außerplanmäßigen »Überstunden« kommen.

Aus meiner Sprechstunde

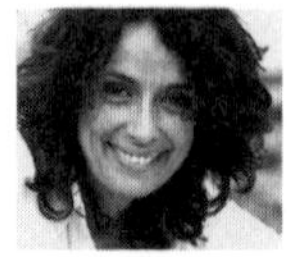

1. Quantität statt Qualität

Der Partner einer 43-jährigen Patientin gestand mir, dass er mit ihr jede Nacht bis zu achtmal Sex wollte. Sie fühlte sich dadurch unter Druck gesetzt. Als sie es ablehnte, verließ er sie.

2. Sex mit Teilkasko

Eine 22-jährige Studentin kam in die Praxis mit der Bitte, sie auf eine Scheideninfektion zu untersuchen. Ihre beste Freundin hatte sie geschickt, da beide sich einen Lover teilten und sie an einer bakteriellen Infektion erkrankt war. Niemand wusste, ob der Mann noch andere Beziehungen hatte. Ich konnte bei ihr keine Infektion feststellen, doch trennten sich beide Frauen von dem Mann, da das Ganze beiden zu riskant war.

3. Ekeliger Pipifax

Eine 34-jährige Patientin berichtete mir, dass es ihren Freund errege, wenn sie ihn anpinkle. Sie wollte wissen, ob das gefährlich sei. Sie selbst fand es am Anfang schlimm, danach wurde es zwar erträglicher, aber erotisch fand sie das nie. Während es ihn total antörnte, hat dies bei ihr die Lust gekillt. Ich riet ihr, nur das zu tun, was sie wirklich will. Und »nein« zu sagen, auch auf die Gefahr hin, dass er sie dann verlässt.

4. Doppelter Treuebruch

Eine 38-jährige Patientin fand heraus, dass ihr Mann sie mit ihrer besten Freundin betrog. Sie trennte sich von ihrem Mann und kündigte der Freundin die Freundschaft. Ihr Mann zog bei ihrer Freundin ein. Sie selbst hatte lange daran zu kauen und brauchte Zeit, sowohl Freundschaften zu Frauen als auch eine neue Partnerschaft einzugehen. Sie hatte die ihr wichtigsten Menschen verloren, und ihr Vertrauen war stark geschädigt.

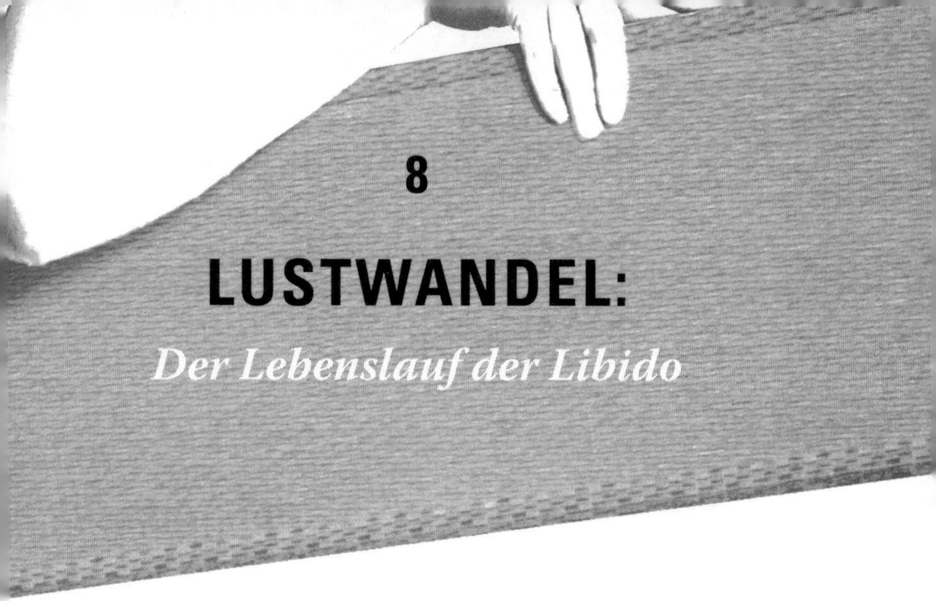

8

LUSTWANDEL:

Der Lebenslauf der Libido

Jugend forscht: Aber nicht um jeden Preis

Es ist jetzt etwa zehn Jahre her, da fuhr ein Freund – er wohnte in West-Hollywood – mit dem Auto durch die Straßen von Los Angeles. Plötzlich sah er seine kleine Nichte Sharon tanzend und singend an einer Bushaltestelle stehen. Die 12-Jährige trug ein kurzes Röckchen, kecke Zöpfe und schwenkte ein rotes Lacktäschchen. Er parkte den Wagen und schlich sich von hinten an. Sie sang einen pornographischen Rap-Song, der gerade die Charts stürmte: »Die Textzeile ›Fuck me!‹ war noch die harmloseste Aufforderung, die darin zum Ausdruck kam«, erinnert er sich. »Die Kleine, mit ihrem Lacktäschchen und diesem Song auf die Lippen, musste ja wie eine Herausforderung auf alle Kinderschänder und Vergewaltiger wirken.« Er bekam es mit der Angst zu tun, lud sie kurzerhand in sein Auto und fuhr sie nach Hause. Anschließend nahm er Sharon ins »Gebet«. Ob sie überhaupt wüsste, was sie da singe? »Nöö, is doch n'cooler Song, oder?« Daraufhin ging er mit ihr jede Zeile durch, erläuterte ihr ungeschminkt, was es mit jedem Begriff auf sich hatte und verschwieg auch nicht das kleinste Detail. Eine Aufklärungsarbeit anhand von Popmusik, die Sharon dazu bewog, zukünftig andere Melodien zu trällern, sich mit ihrer eigenen Sexualität zu beschäftigen und im Zweifel nachzufragen.

Das hätte auch anders ausgehen können. Durch die Einflüsse moderner Medien geprägt, sprechen auch heute viele Jugendliche so locker über Sex, als wüssten sie schon alles. Aber zumeist wissen sie es nur vom Hörensagen und plappern es nach wie Papageien, damit sie nicht der Unwissenheit überführt werden. Einmal so nach vorne geprescht, trauen sie sich dann nicht mehr, genau nachzufragen oder zu bekennen, dass sie eigentlich keine Ahnung haben, um was es geht. Und wenn es dann wirklich »zur Sache« kommt, sind sie oft sehr unsicher und wissen nicht, was in der einen oder anderen Situation eigentlich von ihnen erwartet wird, was »richtig« ist und was »falsch«.

Zur nicht vorhandenen Erfahrung kommen dann ganz natürliche Dinge wie die sich wandelnde eigene Körperwahrnehmung und die überwältigende Energie der plötzlich erwachenden Hormone – von sich und den anderen – erschwerend hinzu. Plötzlich fängt der Schulkamerad mitten in der Vorbereitung zu einem Referat an zu flirten. Und der beste Freund des großen Bruders streichelt (mit Aufwärtstrend) im Kino das Knie der Schwester, statt Popcorn zu futtern. Teenager sind schnell erregt, erstens um den eigenen Körper und den des anderen zu entdecken, das erotische Neuland zu erkunden und seine Wirkung auf das andere Geschlecht zu erproben. Das liegt in der Natur der Sache. Zärtliche Streicheleinheiten, heiße Küsse in der Umkleidekabine, aufregendes Petting bei einer Party: Probieren geht über Studieren.

Nicht nur die eigene körperliche Entwicklung, auch das Gefühl, von einem jungen Mann (oft sind es gleich mehrere) sexuell begehrt zu werden, sorgt dafür, dass wir vom Mädchen zur Frau werden – manche nach und nach, andere von jetzt auf gleich. Dabei entsteht eine Lust, die so ursprünglich ist, wie wir sie in anderen Lebensphasen vielleicht nie wieder erleben werden. Andererseits aber ist da auch große Unsicherheit, weil wir nicht wissen, wie wir uns auf diesem neu entdeckten Terrain bewegen sollen und weil wir unseren eigenen Körper noch nicht gut genug kennen. Tatsächlich kommen junge Mädchen trotz der vielen verschiedenen sexuellen Reize und gerade wegen ihrer Jugend seltener zu einem erfüllenden Orgasmus als in höherem Alter. Auf jeden Fall gilt: »Nur nichts überstürzen«. Und tatsächlich sehen das die meisten Teenager inzwischen ebenso.

Kontaktangebote auf dem Handy, erotische Bekenntnisse auf Facebook, Sexvideos im Internet, freizügige Bilder und Diskussionen im Fernsehen: Trotz – oder vielleicht gerade – wegen der vielfältigen, ungeschminkten Wahrheiten über Sex im Dschungel der elektronischen Medien lassen sich deutsche Teenager für »das erste Mal« heute deutlich länger Zeit als noch vor sieben Jahren. Das jedenfalls bestätigt die Studie »Jugendsexualität« der *Bundeszentrale für gesundheitliche Aufklärung*. Nur 7 % der Mädchen und 4 % der Jungen haben schon mit 14 Jahren zum ersten Mal Sex. Vor einigen Jahren lag der Anteil noch bei 12 bzw. 10 %. Ein Drittel aller Teenager hatte mit 17 noch gar keinen Geschlechtsverkehr. Sind sie deswegen »Spätzünder«? Hat das etwas mit einem erotischen »Null-Bock«-Phänomen zu tun? Keineswegs, nur sind die Jugendlichen sehr viel überlegter und selbstsicherer als die Generation vor ihnen.

Eine freiheitliche, tolerante Erziehung und frühzeitige Aufklärung in der Schule haben zusätzlich zur »sexuellen Reizüberflutung« elektronischer Medien beigetragen, dass Sex für Jugendliche »entdramatisiert« ist. In diesem Alter und mit einer solch aufgeklärten Erziehung gibt es nur mehr wenig

Gründe für Geheimnisse oder Verbotenes. Zwei Drittel aller Teenager geben ihr Zuhause als »Ort des Geschehens« an, weil die Eltern erlauben, dass der Freund oder die Freundin hier übernachten können. Die meisten wünschen sich Sex, aber nur innerhalb einer festen Beziehung. One-Night-Stands und erotische Abenteuer sind im Vergleich zu vorangegangenen Generationen relativ selten. In einem Zeitalter, da jede zweite Ehe geschieden wird, entwickeln die Nachkommen stärkere Wünsche nach emotionaler Bindung als nach Befriedigung rein erotischer, spontaner Lüste. Enorme Belastungen in der Schule, Freizeitstress, Nebenjobs und viele andere Unruheherde sorgen dafür, dass Teenager einem festen Partner als Ruhepol in ihrem Leben größere Bedeutung beimessen als den Aufregungen wechselnder Flirts und Liebschaften. 87 % aller Mädchen und 82 % aller Jungen sind übrigens darauf bedacht, konsequent zu verhüten: An erster Stelle steht dabei das Kondom, an zweiter die Pille, an dritter die Spirale und an letzter andere hormonelle Verhütungsmethoden.

Das klingt zum Teil erschreckend vernünftig, bewahrt aber die Jugendlichen davor, unkontrollierte Lust ein Leben lang zu bereuen. Sich für »den Richtigen« aufzusparen, ist niemals falsch. Und je intensiver und erfüllender die erste Liebe ist, umso besser sind die Voraussetzungen, um auch in Zukunft mit einer authentischen Wahrnehmung des eigenen Körpers und einem erotischen Selbstbewusstsein zwischen »richtig« und »falsch« unterscheiden zu können. Manchmal geht es darum, im entscheidenden Moment »Nein« sagen zu können. Das ist ganz wichtig, um sich selbst negative sexuelle Erfahrungen zu ersparen. Jeder darf das, egal wie unsicher man mit 15, 16 oder 17 ist.

Nur wer mit größter Lust und aus innerster Überzeugung »Ja« sagt – egal ob die Beziehung hält oder nicht –, kann diese Erfahrung auch noch für viele spätere Jahre als Gewinn auf sein Lustkonto verbuchen. Denn die ersten Erfahrungen haben entscheidenden Einfluss auf das Liebesleben der nächsten Jahre und Jahrzehnte. So führen erste sexuelle Erlebnisse, die unbefriedigend oder erzwungen verliefen, dazu, dass auch die Hingabe zu zukünftigen Sexpartnern häufig nicht hundertprozentig ist und keine Orgasmen erlaubt. Für Mädchen, die sich auf ihre Körperintelligenz verlassen und sich nur auf sexuelle Erlebnisse einlassen, die sie mit Körper und Seele bejahen, kann eigentlich – sofern sie gut verhütet haben – gar nichts schiefgehen. Auch wenn der erste Freund nicht bleibt: Aus den erotischen Investitionen in jungen Jahren erwächst oftmals erst im späteren Verlauf des Lebens eine lohnenswerte »Rendite«, die sich als Lustgewinn auszahlt.

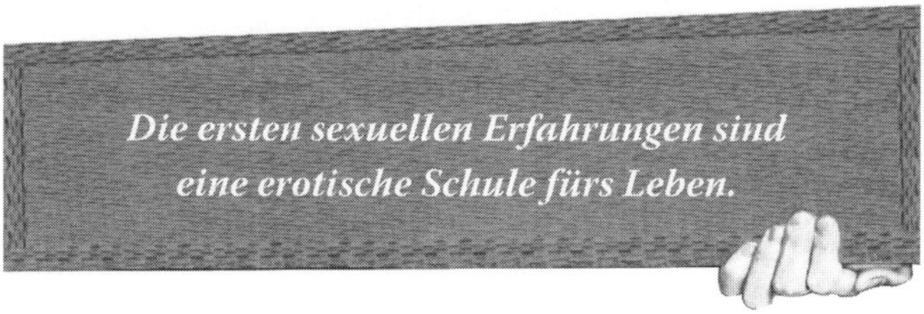
Die ersten sexuellen Erfahrungen sind
eine erotische Schule fürs Leben.

Die Welt ist nicht genug: Abenteuerlust und Karriere

Zwischen 20 und 30 spielen im Leben einer Frau viele Entschlüsse eine Rolle für den weiteren Verlauf. Ständig kommt man an irgendeine Weggabelung und muss sich für die eine oder andere Richtung entscheiden: Ausbildung, Studium, Beruf, Wohnort und oftmals ein vollkommen neues, soziales Umfeld. In dieser Lebensphase hat man aber in der Regel auch am meisten Energie, um sich ganz neuen Herausforderungen zu stellen. Auch der Mangel an Lebens- und Liebeserfahrung will jetzt unbedingt kompensiert werden. Deshalb geht es zunächst einmal darum, sich selbst zu entdecken und seinen Platz in der Welt zu finden. Die »Neugier« auf neue Aufgaben, neue

Länder, neue Menschen und neue Erfahrungen ist riesengroß. Und die Vielfalt der Möglichkeiten sehr aufregend. Auch in erotischer Hinsicht: Ein heißer Urlaubs-Flirt, ein One-Night-Stand nach einer ausgelassenen Party, ein langwierig auf Abstand gehaltener Anbeter, ein Partner innerhalb einer WG oder eine On-and-off-Beziehung aus der Ferne sind in dieser Phase nicht selten. Hauptsache, wir müssen uns nicht festlegen.

Meistens sind Frauen in dieser Zeit besonders extrovertiert, denn in diesen Jahren können wir unsere Wirkung auf die Männerwelt nach Herzenslust austesten, uns mal »mädchenhaft« (noch geht das) präsentieren, mal als Vamp, als Hausmütterchen und dann wieder als Karrierefrau. Wir können dabei auch ausprobieren, in welcher Rolle wir uns selbst im Leben am wohlsten fühlen. Das ist völlig legitim und sorgt dafür, dass wir auch unsere sexuellen Lüste ausleben können. Nach dem Motto »Genuss ohne Reue« (sofern die Verhütung gewährleistet ist) finden wir so unseren Platz in der Gesellschaft, aber – wenn's gutgeht – auch den Weg zu unserem ureigenen Körperinstinkt. Wir erleben, was von den Männern jeweils zurückkommt, lernen, damit umzugehen und wissen, was uns guttut.

Ein ganz pragmatischer Tipp: Bei der Fülle an Möglichkeiten hilft übrigens oft das klassische Ausschlussverfahren, das heißt, wenn ich noch nicht ganz genau weiß, was ich will, weiß ich zumindest, was ich nicht will. Es mag aufregend sein, hinter den Kulissen einer Vernissage in New York vom Künstler persönlich verführt zu werden. Aber: Eine Wiederholung wäre wahrscheinlich so wertlos wie ein Duplikat seines Werkes. Ein Mitschüler an der Fachoberschule für Maschinenbau hat sich mächtig ins Zeug gelegt, mit Kinokarten und einem anschließenden Drink in einer Szene-Bar. Das war wirklich süß, aber seine Küsse fühlten sich an wie Motorschmiere (und schmeckten auch so). Nein, danke! Es war eigentlich wahnsinnig romantisch, sich nach der Landung auf einer winzigen Karibikinsel mit dem Piloten der kleinen Airline zu einem nächtlichen

Schwimmausflug zu verabreden: Silberner Vollmond, Millionen funkelnder Amöben im Meer und Sex in der Brandung. Aber praktisch hatte jede dieser Amöben mehr Sex-Appeal als er. Guten Flug! Und dann dieses Geschmuse mit dem Doktorvater an der Uni …! Ungeschickte Patschehändchen, ein silbriger Bart und anzügliche Zitate: Bei so wenig Erotik und so viel intellektuellem Geschwätz gebietet die Intelligenz, sich diskret aus der Affäre zu ziehen.

Seien Sie wählerisch:
Nicht jedes romantische Abenteuer hält, was es verspricht.

Natürlich kann es auch sein, dass wir uns Hals über Kopf verlieben und uns auf eine ganz intensive Beziehung einlassen. So eine Partnerschaft kann in dieser Zeit auf eine harte Probe gestellt werden, wenn sich der Mann oder die Frau beruflich für einen Weg entscheiden muss, der das Paar entweder räumlich oder auch von der Zielführung her trennt und beide sich noch nicht ganz sicher sind.

Wie auch immer: Probieren geht über Studieren. All diese Erfahrungen helfen einer Frau dabei, ihre eigene, erotische Identität zu finden. Wer der Entdeckerlust dieser Jahre nicht nachgibt, läuft vielleicht sehr viel später Gefahr, Nachholbedürfnisse zu entwickeln, die dann der aktuellen Ehe und Familie möglicherweise nicht guttun. Ein paar extrovertierte, wilde Jahre dürfen sein. Bei Männern ist das gesellschaftlich durchaus akzeptabel. Sie müssen sich ja schließlich »die Hörner abstoßen«, wie es im Volksmund so schön heißt. Aber im Zuge der Emanzipation dürfen sich inzwischen auch die Frauen durchaus ihre Hörner abstoßen, um zu wissen, was ihnen im

Leben und in der Liebe wichtig ist. Weltläufigkeit und Erfahrung verleihen uns nämlich ein sehr viel sichereres Urteil über das, was wir vom Leben und von der Liebe erwarten und was wir uns ganz konkret in unserer Sexualität und von einem Mann wünschen.

Darum: Entdecken Sie die Möglichkeiten. Aber vergessen Sie dabei nie, was Sie tun und warum. Denn: »Eine Frau kontrolliert ihren Sex, weil sie für Sex all das bekommt, was ihr noch wichtiger ist als Sex«, behauptet die argentinische Schriftstellerin Esther Vilar. Die einen wollen in die weite Welt hinaus, manche ein besonderes Talent verwirklichen, andere Karriere machen und viele wünschen sich eine Familie.

Sex und Nachwuchs: Nicht immer ein Kinderspiel

Für viele Frauen (aber auch Männer) ist der Traum von einer festen Beziehung und einer intakten Familie wichtiger als alles andere. Das lässt sich an keinem Alter festmachen. Manche wissen das mit 20 schon genau, andere erst mit 30, manche sind auch schon über 40. Den »richtigen Zeitpunkt« für ein Kind gibt es nie. Da kann man lange drauf warten. Ist man sehr jung, muss man vielleicht seine Ausbildung dafür abbrechen; wenn man beruflich erfolgreich ist, setzt man seine Karriere aufs Spiel; und wenn man zu lange gewartet hat, beginnt die biologische Uhr plötzlich immer lauter zu ticken. Zum Glück sind die Männer auch hierzulande inzwischen so weit emanzipiert, dass sich viele eine Elternzeit nehmen, damit beide Partner an der Erziehung des Kindes beteiligt sind, beide aber auch ihren beruflichen Weg fortsetzen können. In Schweden ist das schon seit vielen Jahren selbstverständlich – übrigens auch für die Arbeitgeber.

Es gibt natürlich auch viele ungewollte Schwangerschaften. Das kann problematisch sein. Aber wir wollen hier mal von

Kindern ausgehen, die mit Lust und Liebe gezeugt werden. Und selbst dann kann eine Schwangerschaft manchmal die perfekteste Beziehung auf den Kopf stellen.

Jeder wird irgendwann zum ersten Mal Mutter bzw. Vater. Das verändert die Zweierbeziehung. Plötzlich gibt es da ein drittes Wesen, das uns Zeit, Hingabe und Verantwortung abfordert – und zwar für viele, viele Jahre. Außerdem haben wir dann oft Angst, aus Unerfahrenheit etwas falsch zu machen. Und auch die Erotik und der Sex ändern sich während einer Schwangerschaft. Da bestimmt die Natur zumeist das Geschehen. Im ersten Drittel haben Frauen oft keine Lust auf Sex, weil sie mit den Veränderungen in ihrem Körper mehr beschäftigt sind als mit allem anderen. Während bei Frauen dann im Verlauf der Schwangerschaft der Östrogenspiegel extrem erhöht ist und dieses Bruthormon die Lust auf Sex oft verstärkt, haben Männer oft Hemmungen, in die »Höhle des Löwen« einzudringen, den neuen »Bauchbewohner« zu stören und ziehen sich zum Leidwesen der Frau häufig zurück. Dabei kann gar nichts passieren. Das Baby schwimmt sicher und aufprallgeschützt wie der Insasse eines mit multiplen Airbags ausgerüsteten Automobils in der Fruchtblase mit dem Fruchtwasser. Vom Zielgebiet des erigierten Penis ist es weit entfernt, und Keime können ihm nichts anhaben.

Aufgrund der hormonellen Voraussetzungen und der extremen Empfindungsintensität behaupten übrigens viele Frauen, während der Schwangerschaft den besten Sex ihres Lebens gehabt zu haben. Also kein Grund für den Mann, seiner Lust nicht nachzugeben. Doch das kann sich im weiteren Verlauf ändern. Denn der Umstand, Eltern geworden zu sein, mindert möglicherweise deutlich die Lust auf Sex. Mancher Mann, der bei der Geburt des Babys dabei war, kann sich seiner Frau auf einmal nicht mehr in derselben Weise nähern wie zuvor. Blut, Schleim, geöffneter Muttermund und viele andere Details prägen dann oft Bilder im Kopf, die er nicht mehr so schnell loswird und die ihn seine Frau mit ganz anderen Augen sehen lassen. Das kann einerseits sehr beglückend und positiv für beide sein, sich aber auch ins Gegenteil verkehren. Darum ist es ganz normal, wenn nach der Geburt eine Phase sexueller Abstinenz eintritt.

Besonders bei der Frau steht in der ersten Zeit das Lustbarometer auf »Null«. Doch das ist ganz natürlich, weil bei ihr jetzt ein Hormonhaushalt vorherrscht, der auf »Nestbau« und »Aufzucht« ausgerichtet ist, unter anderem durch das Stillhormon Prolaktin (siehe Kapitel 5). Die sexuelle Lust kommt dabei in den folgenden Wochen und Monaten oft zu kurz, und der Vater sollte dafür Verständnis aufbringen. Wenn sich Stillen und Wickeln im Stundenrhythmus abwechseln und viele praktische und existentielle Dinge für den neuen Familienstand geregelt werden müssen, sind meist auch beide verständlicherweise zu müde für Sex. So ein Kind fordert eben seinen Tribut. Bei manchen Müttern geht die Lustlosigkeit nach der Geburt jedoch manchmal weit über diesen Zeitraum hinaus und kann dann durchaus behandlungswürdig sein. In der Regel aber normalisiert sich der Hormonhaushalt und damit die Libido nach einigen Monaten wieder.

Trotzdem kann ein Kind das Liebesleben der Eltern nachhaltig beeinflussen. Meist schläft das Baby zunächst im selben Zimmer, und sobald es den kleinsten Mucks macht, ist die vielleicht gerade aufkommende Erotik im Bett von Mama und Papa schon dahin. Mit Kleinkindern im Nachbarzimmer wird es auch nicht unbedingt leichter, denn sie kommen zum Kuscheln, Vorlesen und Spielen oft zu unberechenbaren Zeiten ins Schlafzimmer der Eltern getappt. Und welches Paar möchte schon von seinen eigenen Kindern beim Sex »erwischt« werden? Dass sie hin und wieder mal etwas mitkriegen, das sie nicht wirklich einordnen können, lässt sich allerdings kaum verhindern. Es sei denn, es läuft so, wie die Komikerin »Cordula Stratmann« es mal in der *Schillerstrasse* sarkastisch etwa so formuliert hat: »Als ich klein war, dachte ich immer, im Nachbarzimmer würden Pferde geschlachtet. Dabei hatten meine Eltern nur Sex!« Oft sind dann für einige Jahre nur Quickies in unverfänglichen Situationen oder mitternächtliche Aktionen im Lautlos-Modus angesagt.

> *Das Sexleben von Eltern mit kleinen Kindern gleicht oft einem Parcours mit unberechenbaren Hindernissen.*

Für Frauen, die ein langes Vorspiel und ein ekstatisches Ausleben der Lust brauchen, mag das zwar durchaus gewöhnungsbedürftig sein. Aber dieses gewisse Etwas an Geheimniskrämerei kann auch durchaus sehr erotisierend sein. Man kann mit Zärtlichkeiten und Gesten auch vorher schon und im Beisein der Kinder (die dürfen ja ruhig wissen, dass sich die Eltern liebhaben) signalisieren, dass es Zeit wird, sich mal wieder der Lust hinzugeben, und das weckt die Vorfreude und stimuliert ungemein. Denn Kinder hin oder her und egal, wie viel Aufmerksamkeit sie brauchen: Es ist wichtig, dass die Eltern auch weiterhin als Mann und Frau leben und nicht nur als Vater und Mutter, dass sie Sex haben und ein glückliches Paar sind. Denn wenn die Eltern sich lieben, macht das letztlich auch die Kinder glücklich.

Wenn der Nachwuchs etwas älter ist, wird es einfacher, weil man dann auch gewisse Regeln aufstellen kann, die die Intimsphäre der Eltern sichern. So kann man zum Beispiel festlegen, dass man am Sonntagmorgen grundsätzlich bis um 10 Uhr ungestört sein will oder dass das Kind die Eltern nachts nur in Notfällen »stört« und auf jeden Fall vorher anklopfen sollte.

Kinder regelmäßig vor dem Fernseher »abzustellen«, zum Spielen in den Garten zu schicken oder sie für ein Wochenende bei den Großeltern zu »parken«, sind sicher Notlösungen, auf die man hin und wieder mal zurückgreifen muss (und auch darf). Wichtiger aber ist, dass die Kinder lernen, die Intimsphäre der Eltern zu respektieren.

Das sollte auch dann – oder erst recht – gelten, wenn die Kinder bereits leidlich aufgeklärte Teenager sind und verdächtige Geräusche aus dem Schlafzimmer der Eltern durchaus richtig interpretieren. Aber sehen müssen sie das nicht unbedingt. Es sollte eine Privatangelegenheit zwischen Mann und Frau bleiben. Kinder lernen so, dass Sex zum Leben gehört, Fragen dazu jederzeit erlaubt sind, aber Zeugen unerwünscht.

Viele Ehen scheitern daran, dass sich beide Partner mit Ankunft der Kinder nur mehr als Mutter und Vater, nicht aber als Frau und Mann definieren. So kommt es dazu, dass die Kompensation des Lustfrusts oft außerhalb gesucht wird – egal, wie perfekt die Beziehung ansonsten sein mag. Darum: Leben Sie die Lust mit Ihrem Partner und finden Sie auch im stressigen Familienleben Nischen für Intimität und Zweisamkeit. Denn irgendwann ist der Nachwuchs flügge: Und dann? Dann leben die Kinder ihre eigene Sexualität, und die Eltern bleiben mit ihren eigenen erotischen Versäumnissen zurück. Lassen Sie es nicht so weit kommen!

Ein Dasein als Single: Kein Sex ist auch keine Lösung

Für Frauen, die viele Jahre lang an ihrer Karriere gebastelt haben und auf diversen engagierten Missionen in der Weltgeschichte unterwegs waren, scheint irgendwann »der Zug abgefahren«. Zahlreiche Partnerschaften sind aus diesen oder jenen Gründen gescheitert, bevor sie wirklich gelebt wurden. Oder aber die sexuellen Erfahrungen waren so frustrierend, dass es keinen Anlass gab, sie weiterzuverfolgen. Manchmal ist man aber auch nie »dem Richtigen« begegnet. Und dann wächst mit jedem Jahr, das man alleine verbringt, die Hemmschwelle, sich auf etwas Neues einzulassen. Tatsache ist, dass in Deutschland heute jeder Fünfte alleine lebt. Das sind 20 % der Bevölkerung, Tendenz: steigend. Vor allem in den Großstädten ist der Anteil höher, wie das *Statistische Bundesamt* in einer großen Studie ermittelte. In Berlin liegt die Single-Rate zum Beispiel bei mehr als 30 %.

Interessant ist dabei auch die Altersstruktur: Zwischen 18 und 34 Jahren leben vor allem solche Männer und Frauen allein, die es sich finanziell leisten können (ein Single-Dasein ist nämlich sehr viel teurer als ein Leben als Ehepaar und Familie). Während sich im jüngeren und mittleren Alter meist Männer alleine durchschlagen, sind es aber in höherem Alter (45 bis 50 plus) vor allem Frauen, die die Single-Statistik anheben. Davon sind ein Großteil beruflich in Führungspositionen oder als Selbstständige tätig.

Heißt das jetzt, dass erfolgreiche Frauen weniger Lust auf Sex haben? Keineswegs. Aber sie sind auch viel zu erfahren und anspruchsvoll, als dass ihnen ein erotisches Abenteuer hier und da genügen würde. Verfolgt man Chats im Internet, wird eines schnell klar: Es ist ein Märchen, dass Single-Frauen über 30 schnell und leicht Sex haben. An Gelegenheiten würde es zwar nicht mangeln. Aber die meisten wünschen sich Sex nur in einer festen Partnerschaft. Manchmal kann es Jahre dauern, bis »Mr. Right« auftaucht …

Und das Fatale daran ist, dass die Ansprüche an eine Beziehung und an den richtigen Mann dann oft unbewusst so sehr steigen, dass sich mögliche »Kandidaten« bereits instinktiv zurückziehen, weil sie ahnen, dass sie diese Erwartungen niemals werden erfüllen können. Eine Frau kann viele Gründe finden, um sich – sei es aus Gründen des Selbstschutzes oder wegen steigender Berührungsängste – in ihrem Dasein als Single im-

» LIEBE IST DIE
ANTWORT. ABER
WÄHREND MAN
AUF SIE WARTET,
STELLT DER SEX
EIN PAAR GANZ
GUTE FRAGEN. «

WOODY ALLEN

mer wieder bestätigt zu fühlen. Ganz nach dem Motto von Berthold Brecht: »Sorgfältig prüf ich meinen Plan; er ist groß genug; er ist unverwirklichbar.«

Trotzdem beschleicht einen als Single hin und wieder diese Furcht, »es« gar nicht mehr zu können. Etwa so, wie man verlernt hat, Klavier zu spielen, ein Soufflé zuzubereiten oder Socken zu stricken. Dabei hätten die meisten für »Routine-Übungen« Gelegenheiten genug. Als Frau irgendeinen Kerl abzuschleppen, ist ein Kinderspiel – eigentlich in jedem Alter. Aber: Wer will schon »irgendeinen«? Schließlich fährt man auch nicht jeden Tag mit dem Zug, nur weil man nicht weit vom Bahnhof wohnt. Tatsächlich ist es so, dass die meisten Frauen schon von Natur aus Lust und Liebe nicht voneinander trennen können (siehe Kapitel 1). Darum fällt es männlichen Singles in der Regel leichter, ihre erotischen Bedürfnisse mit unverbindlichem Sex zu befriedigen, während ein One-Night-Stand viele alleinstehende Frauen eher unbefriedigt zurücklässt.

Im Gegenteil: Stellen Sie sich vor, Sie hätten sich nach einem Online-Date zu einer heißen Nacht mit Ihrem »Kontaktmann« hinreißen lassen, auf die (zum Glück) keine Fortsetzung folgte. Monate später treffen Sie ihn am Postschalter beim Briefmarkenkaufen. Er nickt freundlich und grüßt. Aber Ihnen ist das total unangenehm. Allein die Vorstellung, diesen fremden Mann »reingelassen« zu haben, erfüllt Sie mit Ekel. Und das hat gar nichts damit zu tun, dass Sie etwa verklemmt wären. Aber für eine Frau ist Sex noch immer so etwas wie das Postgeheimnis: sehr persönlich und intim. Das will und muss man nicht mit jedem teilen.

Allerdings: Kein Sex ist auch keine Lösung. Zumindest sollte man darauf achten, dass einem das Gefühl für den eigenen Körper nicht abhandenkommt, sich emotionale »Ersatzbefriedigungen« gönnen und dafür sorgen, entstandene Berührungsängste abzubauen. Denn ansonsten geht es einem, wie Franz Kafka es beschrieb: »Je länger man zögert, desto fremder wird man.« Doch wie behilft man sich, wenn man schon sehr lange allein lebt und nicht der Typ für Gelegenheitssex ist? Masturbation allein hilft auch nicht weiter. Vor allem ist es wichtig, sein Leben mit maskuliner Energie anzureichern und nicht nur im eigenen »Elfenbeinturm« zu schmoren oder sich nur mit Frauen in gleichen oder ähnlichen Situationen zu umgeben.

Bauen Sie sich einen männlichen Harem auf, ganz unabhängig von erotischen Anwandlungen: Einen »Walker« zum Ausgehen, einen zum Kochen und Reden, einen zum Tennisspielen oder Joggen, einen für die Gartenarbeit, einen für ... usw. Erhalten Sie sich das eigene Körpergefühl mit einem Tango-Tanzkurs, Yoga, Beckenboden-Gymnastik, Tantra-Massagen oder auch ganz einfachen Massagen, die man sich gönnen darf, um Nähe zu spüren und sich angenommen zu fühlen. Aber dann ist es am besten, wenn der Masseur ein Mann ist – ganz ohne erotische Ambitionen, einfach nur, um maskuline Energie tanken zu können. Wer nicht auf gelegentliche One-Night-Stands steht, sollte sich zumindest den einen oder anderen Verehrer warmhalten (männliche Bewunderung schadet nie).

Single? Kein Problem! Halten Sie sich ein paar Verehrer warm, und gönnen Sie sich ab und zu eine unverbindliche Affäre.

Und es gibt viele Single-Frauen, die – auch ohne emotionale Erwartungen – mit einer Art unverbindlicher sexueller Beziehung über die Runden kommen. Sie »halten« sich einen Mann, den man auf neudeutsch »Fuck-Buddy« nennt. Das ist jemand, mit dem man regelmäßig Sex hat, ohne allzu vertraut zu werden, aber doch genügend vertraut, um sich seiner Lust hingeben zu können. Es ist wie Sex mit einem Partner, aber ohne beziehungstechnische Konsequenzen und nicht so fremd wie Geschlechtsverkehr mit einem Unbekannten. Manchmal genügt eine SMS mit 4 Buchstaben: »Lust?«. Und schon wenig später landet man auf denselben (den vier Buchstaben nämlich). Das kann unter Umständen ein treffliches Arrangement sein, sofern beide Seiten es schaffen, Beziehungswünsche außen vor zu lassen.

Wechseljahre: Neue Freiheiten erleben

Früher bedeuteten die Wechseljahre das Aus für die Sexualität der Frau. Warum eigentlich? Nur weil man ab dieser Phase keine Kinder mehr bekommen kann? Damit würde man den Geschlechtsverkehr auf seine rein evolutionäre Funktion – das Zeugen von Nachkommen – reduzieren, Emotionen, Sehnsüchte und Erotik aber komplett ausklammern. Das entspricht erstens nun mal gar nicht einem Leben nach dem Lustprinzip. Und zweitens ist gerade diese Zeit eine Lebensphase, in der viele Frauen sich in ihrer Sexualität erstmals richtig frei fühlen und sie ohne Komplexe und Einschränkungen genießen können. Außerdem profitieren Frauen wie Männer jetzt von ihren Erfahrungen und einem sicheren Körperbewusstsein. Endlich keine Monatsblutungen mehr, keine Verhütung und keine Sorge um Kinder – egal, ob sie nie da waren oder bereits flügge sind.

Darum ist das Liebesleben von Frauen in den Wechseljahren oft sehr viel erfüllter, aufregender und freier als das von jüngeren. Das bestätigt auch eine Studie der Universität Göttingen, die über 60.000 Menschen zwischen 20 und 59 Jahren via Internet nach ihrer sexuellen Zufriedenheit befragte. Auch Trendforscher Matthias Horx hat festgestellt, dass Frauen und Männer ab 50 ihr Liebesleben sehr viel intensiver genießen können. Sexuelle Bedürfnisse zu haben und sie auszuleben, sei längst kein Privileg der Jugend mehr. Und weil sie viel genussfähiger und unabhängiger sei, habe sich so eine Generation von »Sex-Gourmets« entwickelt. Und dass Genießer mehr Wert auf die Qualität der »Zutaten« und die Virtuosität der »Zubereitung« legen als auf Fast-Food, das den sexuellen Hunger stillt, hat für viele eine bereichernde Wirkung auf das Lustprinzip vergangener Jahre.

Dass sich in dieser Phase vieles im Körper und Hormonhaushalt der Frau ändert, ist bekannt: Doch die Lust bleibt. Allerdings nicht immer. Für viele Frauen bedeuten die Wechseljahre auch mehr Frust als Lust. Gerade zu Beginn der Menopause reagieren viele traurig, weil ein Kapitel im Buch ihres Lebens nun unwiderruflich zugeklappt wird: Sie können keine Kinder mehr gebären, fühlen sich alt und unattraktiv. Die Eierstöcke stellen langsam die Produktion von Sexualhormonen ein. Der sinkende Östrogenspiegel sorgt dafür, dass die Schamlippen und die Schleimhaut der Vagina schlechter durchblutet werden. Das macht sie dünner, weniger elastisch und trockener. Die Scheide reagiert sensibler und kann beim Sex brennen oder schmerzen. Außerdem verändert der Östrogenmangel die Zusammensetzung des Scheidensekrets. Das macht die Schleimhaut anfälliger für Bakterien und Pilze, was zusätzlich für unangenehme Juckreize und Schmerzen sorgen kann (siehe Kapitel 5 über Östrogene).

Doch keine Frau muss sich damit abfinden: Östrogenhaltige Cremes, Tabletten und Zäpfchen sorgen für Abhilfe. Auch eine Hormonersatztherapie kann nach Absprache mit dem Arzt helfen. Wendet man die Östrogene durch die Haut und natürliche Gestagene an, hat man viel weniger Nebenwirkungen. Wer auf Hormongaben verzichten will, kann beim Sex in den Wechseljahren natürlich genausogut Gleitmittel verwenden. Auch die von mir entwickelten Magnete zur Anwendung in der Scheide oder im äußeren Intimbereich helfen, die Scheide feuchter zu machen und die Libido zu steigern (siehe S. 239). Manchmal verleiht das dem Vorspiel mit dem Partner sogar noch zusätzliche erotische Reize. Auch wenn die Scheide in den Wechseljahren nicht mehr so schnell feucht wird: Das bedeutet nicht, dass wir weniger erregt wären. Verdorren muss das Liebesleben deshalb also noch lange nicht …

Auch Androgene wie Testosteron oder DHEA – eigentlich maskulin definierte Hormone – spielen für das Lustempfinden der Frau eine wichtige Rolle und werden in den Wechseljahren vermindert vom Organismus produziert. Sie sorgen für Begierde und das spontane Einfordern von Sex (siehe Kapitel 5). Wenn das erotische Verlangen sich aufgrund verminderter Androgene nicht mehr ausdrückt, ist das für die Frau zwar zunächst einmal nicht so wichtig, aber der Partner fühlt sich dann oftmals abgelehnt oder unbegehrt. Damit dieser hormonelle Mangel nicht zum Lustkiller wird, kann das Testosteron ersetzt werden. Allerdings soll das nur unter ärztlicher Kontrolle erfolgen, da Testosteron auch erhebliche Nebenwirkungen haben kann. Wichtiger aber ist es, mit dem Partner die hormonellen Veränderungen zu besprechen, damit er weiß, was mit ihm zu tun hat und was nicht. Hitzewallungen, hysterische Anfälle und plötzliche Tränenausbrüche sind keine Seltenheit. Aber auch nicht tragisch, wenn beide wissen, womit sie es zu tun haben. Ein offener Umgang mit dem Lustwandel des Körpers in den Wechseljahren fördert nicht nur das partnerschaftliche Verständnis, sondern legt oft auch den Grundstein für eine ganz neue Intimität.

Das Klimakterium wird aber nicht umsonst aus dem Griechischen auch mit »Stufenleiter« oder »kritischem Zeitpunkt im Leben« übersetzt. Viele Frauen stellen jetzt ihr bisheriges Leben in Frage. Der Sex mit dem langjährigen Partner erscheint ihnen allzu alltäglich und routiniert. Viele Ehepartner trennen sich in dieser Phase, weil die Kinder inzwischen »aus dem Gröbsten raus« sind und die erotische Zweisamkeit keine aufregenden Aspekte mehr zu versprechen scheint. Andererseits zeigt der Spiegel ein verändertes, alterndes Selbstbild, obwohl man sich noch jung fühlt: Dünner und grauer werdendes Haar, Falten im Gesicht, »Hängepartien« an Kinn, Achseln und Busen, Cellulite und Orangenhaut an Bauch, Beinen und Po. Dagegen kann man zwar mit Kosmetik und Sport einiges tun, den Alterungsprozess aber kaum aufhalten.

Immer mehr Frauen um die 50 suchen sich inzwischen jüngere Liebhaber, um sich begehrt und jünger zu fühlen. Dass das durchaus funktionieren kann, zeigt unter anderem die Ehe der exzentrischen Modedesignerin Vivienne Westwood mit dem Tiroler Andreas Kronthaler. Oft harmoniert das aber nicht unbedingt mit dem gleichzeitig wachsenden Bedürfnis nach Zärtlichkeit und Vertrauen und den gereiften Ansprüchen an eine Partnerschaft. Wichtig ist, die eigene Entwicklung der Weiblichkeit und das Älterwerden zu akzeptieren und einen Partner zu finden, der die erotische Erfahrung und Kompetenz zu schätzen weiß. Sonst ergeht es einem wie einer Freundin, die mit inzwischen 55 beruflich sehr erfolgreich ist, sich aber irgendwann einmal geschworen hat, keinen Sex mit Männern über 40 haben zu wollen. Abgesehen von ein paar erotischen Abenteuern, hat es ihrer Sehnsucht nach einem erfüllten Liebesleben nichts gebracht.

Dass man sich mit 50 plus nicht mehr »auf dem Schulhof« umschauen sollte, ist ein Rat, der einen davor bewahrt, sich körperlichen Illusionen hinzugeben, die emotional wahrscheinlich nie erfüllt werden können. Denn auch junge Liebhaber können die Wechseljahre nicht aufhalten und sind auf Dauer aufgrund der mangelnden Lebenserfahrung oft gar nicht in der Lage, den Ansprüchen an Intimität, intellektuellem Austausch und sexueller Erfüllung reiferer Frauen gerecht zu werden; geschweige denn, ein Ersatz für mangelndes Selbstbewusstsein und erotische Befriedigung zu sein. Es sei denn: Man begegnet sich – trotz Altersunterschied – mit gegenseitigem Respekt und auf Augenhöhe. Und wenn man seinem Partner in dieser Lebensphase treu bleibt und offen seine Wünsche lebt, lässt sich die Lust vielleicht noch einmal ganz neu erleben.

Auch wenn Sie »Krähenfüße« an den Augen haben, Orangenhaut an den Oberschenkeln und trotz sexueller Erregung nicht mehr so feucht werden wie früher: Ihr Selbstbewusstsein und Ihre Erfahrung statten Sie mit einer ganz besonderen erotischen Anziehungskraft aus, die Ihnen auch – oder gerade – in den Wechseljahren ganz besondere sexuelle Erlebnisse bescheren kann, die dann vielleicht auch von Dauer sind. Jede Zeit hat ihr Gutes: Sie müssen jetzt weder auf Kinder, Familie, Job oder Partner Rücksicht nehmen – es sei denn, Sie wollen das. Sie dürfen nun Ihr Liebesleben ohne Risiko so gestalten, wie Sie es sich immer gewünscht haben. Darum sind die Wechseljahre nicht nur das Ende einer Ära, sondern oft auch eine veritable Chance, sein Leben in die richtigen Bahnen zu lenken oder einen neuen Anfang zu wagen. Außerdem sind die Frauen heute viel länger jung als früher – sowohl geistig als auch körperlich. Und selbst Frauen im höheren Alter können unglaublichen Sex-Appeal und Weiblichkeit ausstrahlen.

Je oller, je doller:
Im Alter lässt sich die Liebe oft freier leben als je zuvor.

Sex im Alter: Intimität jenseits aller Tabus

»Alt werden ist nichts für Feiglinge«, hat Hollywood-Diva Bette Davis einmal gesagt. Recht hat sie. Viele Jahrzehnte lang galt Sex jenseits der 60 als gesellschaftliches Tabu. Erst in den letzten Jahren thematisieren die Medien immer wieder Liebesgeschichten, die sich erst im hohen Alter erfüllt haben – sowohl in emotionaler als auch in sexueller Hinsicht. Fakt ist: Wir bleiben unser Leben lang erotische Wesen, haben sexuelle Fantasien, Bedürfnisse und Sehnsüchte. Einer neueren Studie zufolge verspüren unter den 75-Jährigen noch 61 % der Frauen und 58 % der Männer regelmäßiges sexuelles Verlangen. Ob man dieses Verlangen auch ausleben kann, hängt unter anderem von der Lebenssituation, bestehenden oder nicht bestehenden Partnerschaften wie auch von gesundheitlichen Gegebenheiten ab.

Männer haben es da leichter als Frauen. Sie können auch im höheren Alter noch Väter werden, wie beispielsweise Hollywood-Star Nick Nolte mit 66, der Maler Pablo Picasso mit 67, TV-Moderator Jean-Pütz mit 74 oder Filmstar Anthony Quinn mit 81 bewiesen haben. Diese Vaterfreuden werden Männern in diesem Alter in der Regel allerdings nur durch eine Beziehung mit jüngeren Frauen in gebärfähigem Alter beschert. Schön für sie. Aber als Frau jenseits der Wechseljahre ist man aus dieser Nummer gemeinhin komplett raus. Abgesehen davon hat man bereits erwachsene Kinder oder sogar Enkel und keineswegs die Absicht, das Ganze noch einmal ins Rollen zu bringen. Geschweige denn zu akzeptieren, dass die einstmals aufregende Sexualität mit dem Partner im Laufe der Jahre in Belanglosigkeiten zerflossen ist. Tatsächlich entscheiden sich viele Frauen nach einem langjährigen, unbefriedigten Eheleben, oft auch nach dem Tod des Mannes, jetzt für eine neue Partnerschaft und definieren auch ihre Bedürfnisse ganz neu. Jede Frau kann nun ihre Lebenssituation genau analysieren. Sie muss sich niemandem gegenüber rechtfertigen und wissen: Für einen Neubeginn ist es nie zu spät …

Kennen Sie den? Ein jüdisches Ehepaar, das mit inzwischen 85 Jahren gut situiert in New York lebt, sucht den Rabbiner auf und sagt: »Wir würden uns gerne scheiden lassen.« Der antwortet entsetzt: »Warum nach so vielen Jahren?« Die Antwort: »Wir wollten warten, bis die Kinder tot sind.« Zugegeben: Ein wenig makaber, trotzdem zeigt das, wie lange man zögern kann, nur weil man glaubt, sich auch im Alter seinen Angehörigen gegenüber rechtfertigen zu müssen. Tatsächlich ist die Zahl der über 75-Jährigen, die sich vom Partner trennen – laut der Forschungsergebnisse von Matthias Horx –, heute doppelt so hoch wie noch vor zehn Jahren.

Insbesondere Frauen, heißt es, gäben ihr unbefriedigendes Eheleben auf und entschieden sich für neue Freiheiten statt für die Goldene Hochzeit. Tatsächlich fühlen sich heute viele Senioren um Jahre jünger, als ihr tatsächliches Alter ihnen attestiert. Dieses Phänomen nennt man »Down-Aging«, und es hat einen massiven Einfluss auf Wirtschaft, Gesellschaft, Konsum und Kultur. Kein Wunder: Wir müssen viel länger im Arbeitsleben stehen als früher, haben sogar oft mehr Geld für Freizeit und Ferien zur Verfügung als unsere Kinder, sind frei von Existenzängsten und beruflichem Ehrgeiz. Wir halten uns fit mit Golfen, Wandern, Skifahren und Schwimmen, kleiden uns lieber in Chanel und Ralph Lauren als in Faltenröcke und Kittelschürzen und färben uns lieber die Haare, als unsere Köpfe mit tristem Grau zu umgeben – auch wenn die Statistik diese Entwicklung als »silberne« Sex-Revolution bezeichnet. Aber – wie heißt es so schön: »Auch im Silberhaar lässt sich's noch jagen …!«

Lange Zeit wurde Sex im Alter in unserer Gesellschaft tabuisiert. Das ist inzwischen nicht mehr so. Dazu tragen zum Beispiel Filme wie »Wolke 9« von Andreas Dresen bei, der mit seiner liebevollen Geschichte über Sex im Alter stehende

Ovationen bei den Filmfestspielen in Cannes auslöste, aber auch, weil sich durch die genannten sozialen Bedingungen bei Frauen und Männern im höheren Alter eine Eigendynamik entwickelt hat, die das Recht auf Lebensqualität, Liebe, Sex und Zärtlichkeit einfordert. Studien zufolge spielen Zärtlichkeit und Vertrauen im Alter tatsächlich oft eine viel wichtigere Rolle als wilder Sex und akrobatische Experimente. Immerhin gewinnt man jenseits der Lebensmitte als Frau auch einen völlig anderen Zugang zu Defiziten wie schütterem Haar, faltiger Haut, Doppelkinn oder Bauchspeck. Ganz zu schweigen von der sich absenkenden Gebärmutter, trockener Scheide und einer geschwächten Beckenboden-Muskulatur.

Und Männer sind jenseits der 60 auch nicht mehr die Helden von einst: Erektionsstörungen, Fettpölsterchen, Prostatavergrößerung oder Bandscheibenschäden fordern hingebungsvollem Sex ihre Tribute ab. Während sie ungern zugibt, dass sie mit einem in die Scheide eingeführten Würfel-Pessar ihren Beckenboden trainiert, wird er wahrscheinlich seinen Viagra-Konsum verschweigen. Vielleicht auch nicht. Denn im »neuen Alter« gibt es keinen Grund für das Verleugnen von Tatsachen: Man ist, wie man ist. Und wenn das Vertrauen zwischen beiden Partnern groß genug ist, entsteht daraus eine beneidenswerte Intimität mit höchstem Lustgewinn. Oder wie es so schön heißt: »Alter schützt vor Torheit nicht.«

Aus meiner Sprechstunde

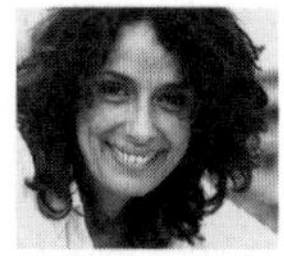

1. Probieren geht über Studieren

Ein 66-jähriger Mann fragte mich in einer Telefonsprechstunde, ob es für seine Frau gefährlich sei, wenn sie beim Oralsex das Sperma schlucke. Sie waren beide in Rente und wollten ihr Sexualleben voll genießen. Zum ersten Mal nach 30 Jahren Ehe versuchten sie diese Praktik, fanden es schön, doch er hatte Angst, seiner Frau könne etwas passieren. So viel zum Thema Aufklärung …

2. Im Tal der Ahnungslosen

Mädchen im Alter von 12 bis 14 fragten in einer Schulstunde über Sexualität und Verhütung nach unterschiedlichen Dildos und Sex-Spielzeugen, kannten sich hingegen mit den Gesetzmäßigkeiten des weiblichen Zyklus überhaupt nicht aus. Das habe ich bei Schulklassen sehr häufig erlebt. Die jungen Mädchen wissen in dem Alter anscheinend über alles Bescheid. Aber von den ganz einfachen Dingen der weiblichen Sexualität haben sie keine Ahnung.

3. Spar dich auf

In meine Sprechstunde kam eine 23-jährige Studentin, die noch Jungfrau war, nun ihrem jetzigen Freund begegnet ist, mit dem sie zum ersten Mal in ihrem Leben Sex hat. Sie erlebt mit ihm eine wundervolle Beziehung, ist sehr glücklich, und beide werden demnächst heiraten. Sie hatte vorher einfach nicht den Richtigen gefunden, aber auch nichts vermisst. Dass Freundinnen sie als »Mauerblümchen« oder als verklemmt eingestuft hatten, konnte sie nicht beirren. Und schlussendlich lebt sie jetzt sexuell erfüllter und glücklicher als ihre Freundinnen.

4. Erfinde dich neu

Eine 43-jährige Patientin war in ihrer Ehe sehr unglücklich. Und auch Sex hatte sie schon lange keinen mehr. Wenn er mal stattfand, war er eigentlich nie wirklich erfüllend. Nachdem ihr Mann sie wegen einer anderen Frau verlassen hatte, verliebte sie sich neu, und zwar in einen wesentlich jüngeren Mann. Mit ihm erlebt sie nun nicht nur wundervollen Sex, sondern eine Zärtlichkeit, die sie bis dahin nie erfahren hat.

5. Kein Sex ist auch keine Lösung

Eine 33-jährige Patientin hat seit langer Zeit gar keinen Sex mehr, weil die Kinder ständig im Ehebett schlafen. Den Mann scheint das nicht zu stören und sie würde sich wie eine »Rabenmutter« fühlen, wenn sie die Kinder vertreiben würde. Außerdem hieße das längst noch nicht, dass es in ein paar freien Stunden zu gutem Sex käme. Ich riet der Frau, ihren Mann hin und wieder zu anderen Orten zu (ver-)führen. Wenn das auch nichts hilft, stimmt irgendetwas in der Beziehung nicht. Kinder sind ein Teil davon, dürfen sie aber nicht dominieren.

6. Genuss ohne Reue

Eine 55-jährige Patientin gestand mir, dass sie Sex erst richtig genießen kann, seit sie in den Wechseljahren ist: Keine Verhütungsmaßnahmen sind mehr notwendig, Schwangerschaft ausgeschlossen. Während viele Freundinnen in dieser Lebenssituation eher auf erotischem Entzug sind, kann sie den Sex mit ihrem Partner jetzt endlich grenzenlos genießen. Auch so lässt sich die sogenannte »Midlife-Crisis« auflösen …

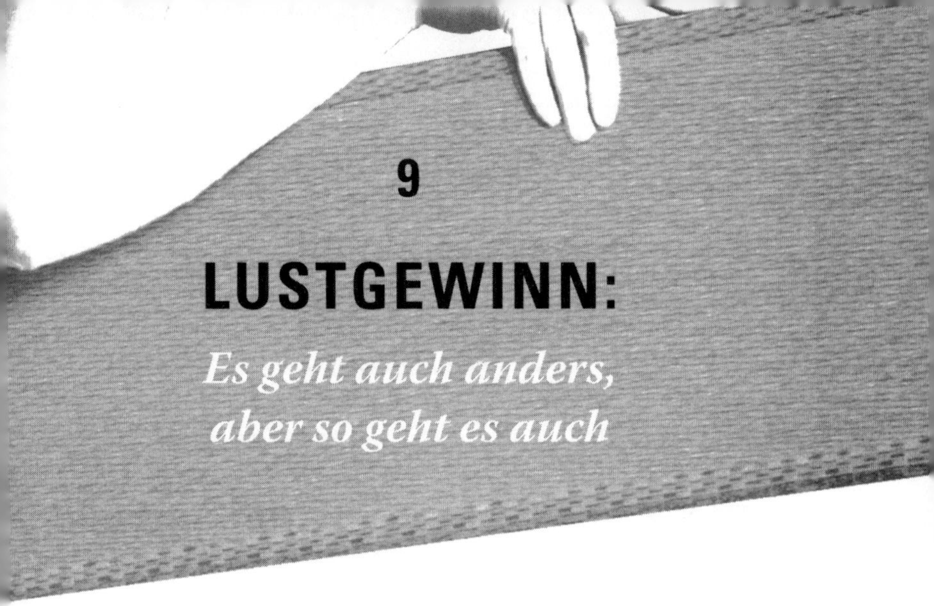

9

LUSTGEWINN:

Es geht auch anders, aber so geht es auch

Die Scham: Eine haarige Angelegenheit

Buschig macht wuschig? Weit gefehlt! Die Umfrage eines Rasiererherstellers ergab, dass 75 % aller Männer sich eine gepflegt rasierte Bikinizone bei ihrer Partnerin wünschen. Ein Drittel davon steht sogar auf einen kompletten »Kahlschlag«. Ähnlich wie die Stylingtipps fürs Haupthaar auf den Beautyseiten der Lifestylemagazine gibt es längst eine Reihe von Stylingtipps für die schicksten Schamhaarfrisuren. Wer noch im Tal der Ahnungslosen lebt, wird beim Besuch eines angesagten Waxing-Studios eines Besseren belehrt. Da werden einem zunächst einmal illustre Frisurenbeispiele stilvoll präsentiert. Aber Achtung: Wir sind nicht in einem Haarstudio und auch nicht bei einem Promi-Coiffeur! Bei diesen Stylingtipps geht es um die Haartracht unter der Gürtellinie.

Der Klassiker ist das »Triangel«, bei dem das Schamhaar sorgfältig zu einem Dreieck zurechtgestutzt wird: Oben breit, unten spitz zulaufend. Quasi das erotische »Bermuda-Dreieck«, in dem schon so manche tapferen Männer versunken sind. Laut einer Studie der *Gesellschaft für Konsumforschung (GfK)* bevorzugen 72 % der befragten Frauen aber auch individuelle Muster oder extravagante Formen. Besonders beliebt ist die sogenannte »Landebahn«, entweder in Form von zwei parallel verlaufenden Senkrechtstreifen (in der Mitte müssen die Haare das Rollfeld räumen) oder als einzelner schmaler Strip (einfacher zu stylen). Auch das Schamhaarstyling in Pfeilform ist so eine Art Wink mit dem Zaunpfahl. Dabei zeigt die Pfeilspitze natürlich nach unten. Man kann sich im Intimbereich auch einen »Schnauzer« als Querstreifen stehenlassen oder das Schamhaar in Form eines Buchstabens rasieren. Wenn es sich um den Anfangsbuchstaben seines Vornamens handelt, empfindet der Partner das, sobald das Höschen den Blick darauf freigibt, als intime Einladung. Bei wechselnden Liebhabern ist dabei allerdings Vorsicht geboten …! Denn eine Weile dauert es schon, bis das Schamhaar nachgewachsen ist und man alphabetische Korrekturen vornehmen kann.

Wenn das Schamhaar zum Trimm-dich-Pfad wird: Der Rasur-Fantasie sind keine Grenzen gesetzt.

Sehr romantisch ist ein Cut in Schmetterlingsform, der zum Flattern und Flittern auffordert und verspielt zum Nektar leitet. Einfacher, aber mindestens genauso romantisch ist es, das Schamhaar als Herz zu trimmen: ein versteckter Liebesbeweis, der entdeckt werden will. Besonders aufregend ist es, wenn man die Rasur als Vorspiel den Partner machen lässt. Wenn er die Klinge auf dem Venushügel ansetzt und es ein bisschen an den Haaren ziept, kann das extrem erregend sein. Und falls er etwas von seinem »Handwerk« versteht, wird er vielleicht trotzdem behaupten: »Oh, jetzt habe ich dich geschnitten«, und seine Lippen fest an die Schamlippen pressen, um zur vermeintlichen Blutstillung daran zu saugen.

Sehr verbreitet ist aber inzwischen auch der komplett haarlose Intimbereich. Da gibt es nichts mehr zu frisieren. Alles kommt weg. Nicht umsonst wird dieser Kahlschlag auch »Hollywood-Cut« genannt. Erstens, weil die Stars darauf schwören, zweitens aber vielleicht auch, weil das prüde Amerika mit der Scham über die gleichnamige Behaarung versucht, das Tierische im Menschen zu verneinen und auszumerzen. Da wird der Wald einfach gerodet, aber der Grand Canyon gehört ja schließlich auch zur Natur, oder?

Auf jeden Fall werden inzwischen weder Kosten noch Mühen gescheut, um die Schambehaarung möglichst stilvoll zu bändigen. Man kann die Härchen schneiden, trimmen, rasieren, depilieren, epilieren, wachsen oder sogar färben. Das Angebot an Elektrorasierern, Einwegklingen, Enthaarungscremes, Wachsstreifen und vieles andere ist riesengroß, und Studios mit Methoden wie Waxing oder Sugaring schießen wie Pilze aus dem Boden. Nicht umsonst ist aus dem Bedürfnis der Menschen, die Intimzone zu frisieren, inzwischen eine Milliardenindustrie geworden – mit »wachsenden« Umsätzen, die proportional zu der ja ständig verlässlich nachwachsenden Haarpracht steigen.

Je komplizierter die Ansprüche an die Spielarten der Schamhaarfrisur, desto empfehlenswerter ist es aber auch, sich entsprechende Dienstleistungen zu gönnen. Denn die Verletzungsgefahr beim Selbermachen ist nicht zu unterschätzen. Das Herumschnippeln und Trimmen mit der Nagelschere sollte man tunlichst vermeiden. Und beim Gebrauch von Einwegrasierern werden auch oft kleinste Erhebungen wie von Pigmentflecken blutig mit wegrasiert – von der Behandlung der sensiblen Schamlippen mal ganz abgesehen. Außerdem sieht eine »Depilatora«, wie man die Fachkraft in einem Waxing-Studio nennt, die Details sehr viel besser als man selbst mithilfe eines Spiegels.

Neuerdings wächst sich der Trend zur Intimfrisur auch auf die Männerwelt aus. Nigel Barley, ein britischer Anthropologe und Autor, der sich unter anderem mit der Kulturgeschichte der Schambehaarung beschäftigte, musste das am eigenen Leib erfahren, als er versuchte, in einem Kaufhaus einen elektrischen Rasierapparat (fürs Gesicht) zu erstehen. Da legte ihm der Verkäufer mit verschwörerischer Miene ein Gerät auf den Tresen, das ein wenig wie ein schwerer Revolver aussah, und erklärte flüsternd, was Mann damit unten herum so alles anstellen könne. Aber im Gesicht rasiere das Gerät natürlich auch …! »Frauen achten auf solche Sachen«, erklärte er laut. Wenn ein Herr anfange, seine Intimpflege zu vernachlässigen, sei das ein Zeichen dafür, dass er sich sexuell entweder für unattraktiv halte oder in dieser Hinsicht nicht mehr aktiv sei.

Der Verkäufer verriet ihm, dass ein gepflegter »3-Tage-Bart« ihm auch am Allerwertesten dieses gewisse Macho-Image verleihen würde, auf das Frauen stehen. »Wie?«, fragte sich Barley. »Würde ich am Hintern dann so aussehen wie David Beckham im Gesicht?« Der Verkäufer beruhigte ihn: Es gäbe auch andere Möglichkeiten. Besonders jüngere Männer bevorzugten Schamhaarfrisuren wie »Chaplin-Bärtchen« und »Mohikaner«. Nachhaltig befremdet verließ der gestandene Kulturhistoriker das Kaufhaus. Ob er den Rasierapparat kaufte, entzieht sich unserer Kenntnis.

Belegt ist allerdings, dass die Intimbehaarung seit Menschengedenken eine kulturelle und soziale Rolle spielt. Während bei einigen Völkern die Körperbehaarung gerne als Geschlechtsmerkmal zur Schau gestellt wird, gilt in anderen Kulturkreisen der haarlose Körper als Ideal. Schon im alten Ägypten betrieben die Frauen großen Aufwand, um mit einem glatten, haarlosen Venushügel aufwarten zu können. In der muslimischen Kultur gilt die Entfernung der Intimbehaarung quasi als religiöses Muss, während asiatische Völker es unten herum gerne ungebändigt sprießen lassen. Das hat zwar auch den aktuellen Hintergrund, dass sich so bei aufreizenden Fotos und Pornofilmen ein haariger »Deckmantel« über die nackten Tatsachen von Schamlippen & Co. breiten lässt und damit zum Beispiel in China die Zensur umgangen werden kann. Andererseits gilt in asiatischen Ländern eine starke Intimbehaarung noch immer als starkes Symbol von Weiblichkeit und Fruchtbarkeit. In Japan lassen sich Frauen, die unten herum etwas weniger haben, sogar manchmal aus Kopfhaar gefertigte Schamhaartoupets anfertigen, die auch »Blumen der Nacht« genannt werden.

Die Indianer Nordamerikas rupften sich dagegen einst per Hand jedes einzelne Körperhaar aus, um diese Zeichen des Animalischen buchstäblich mit der Wurzel auszureißen, während sie keinerlei Hemmungen hatten, ihre Feinde bestialisch zu skalpieren und den Skalp ihren Frauen als Geschenk zu überreichen. Andersherum fertigten die Frauen der Dakota-Indianer ihren Männern und Brüdern Kleidungsstücke mit Fransen aus ihrem Schamhaar an, die sie im Kampf beschützen und den Feinden ihre Stärke und sexuelle Überlegenheit demonstrieren sollten.

Verstörende Wirkung hatte im 19. Jahrhundert das Gemälde »Der Ursprung der Welt« von Gustave Courbet. Es gab erstmals einen expliziten Einblick in den Intimbereich der Frau und zeigte die Schambehaarung so demonstrativ, dass es 1866 Skandale auslöste und bis heute kontrovers diskutiert wird. Das war auch die Zeit des berühmten Kunsthistorikers und Philosophen John Ruskin. Von ihm ist bekannt, dass ihn der Anblick seiner nackten Frau in der Hochzeitsnacht (vorher war es nicht erlaubt, sexuell miteinander zu verkehren oder Frauen unbekleidet zu sehen) inklusive der haarigen Tatsachen so sehr verstörte, dass er die Flucht ergriff. Die Ehe wurde schließlich annulliert. Der Frauenheld und Dichter Lord Byron, der zur selben Zeit lebte wie Ruskin, hatte damit offenbar weniger Probleme. In seinem Archiv finden sich zahlreiche vergilbte, mit Frauennamen in verblasster Tinte beschriftete Umschläge, die winzige – oft mit Schleifen verzierte – Haarlocken enthalten: Die Damen schickten sie ihm. Und nicht immer stammen sie offenbar von deren Haupthaar ...

Dass in Zeiten des Nationalsozialismus die Frau eher als »Naturereignis« betrachtet wurde, zeigt sich nicht nur in verschiedenen Dokumentationen. Wohl darum musste Schauspielerin Kate Winslet übrigens für ihre Rolle als KZ-Aufseherin Hanna Schmitz im Film *Der Vorleser* ein Schamhaartoupet tragen. Auch die Blumenkinder der 68-er-Revolution standen nicht so sehr auf Intimrasuren wie die Frauen von heute. So musste sich Schauspielerin Sienna Miller (»Hollywood-Cut« wahrscheinlich) für einige Nacktszenen in dem Film »Hippie Hippie Shake« nachträglich per Computertechnik mit genügend Schamhaaren ausstatten lassen, damit die Rolle authentisch wirkte. Auch die Videoinstallation »Hairy Monsters« des Wiener Medienkünstlers Gerald Zahn aus dem Jahr 2007 ist eine augenzwinkernde Hommage an die freie Liebe der 1960er- und 1970er-Jahre.

Ob Dschungeltrekking oder Wüstenexpedition: Die Geschichte zeigt, dass jede Form und Ausprägung der Schambehaarung ihre Berechtigung hat. Mal hat es kulturelle, mal religiöse, mal modische Beweggründe, wie man sich im Intimbereich präsentiert. Manchmal sind es auch Altersgründe. Denn während die Körperbehaarung in jungen Jahren die sexuelle Reife einläutet, kann das Auftauchen erster grauer Haare unter der Gürtellinie ein Schlag eben dorthin sein. Aber ob nun buschig belassen, zum Landestreifen frisiert oder grün gefärbt: Es wird nichts daran ändern, dass sich Männer und Frauen auch in Zukunft hoffentlich lustvoll »in den Haaren liegen« werden.

Spieltrieb: Dildos, Intimpiercings, Liebeskugeln & Co.

»Ein Spielzeug gibt zuerst Genuss durch seine Erscheinung, und dann Heiterkeit durch seinen Gebrauch«, sagte der Pädagoge Jean Paul Levana einmal. Ob er damit auch Sex-Toys meinte, ist zu bezweifeln. Tatsächlich ist der Markt an Spielzeugen für Erwachsene inzwischen riesengroß und ebenso stylisch wie abwechslungsreich sortiert. Längst muss man sie nicht mehr bis zur Unkenntlichkeit vermummt in schäbigen Sex-Shops ergattern, sondern kann sie in schicken Lifestylestores wie Modeschmuck, It-Bags oder sündhaft teure High-Heels erwerben und damit souverän zur Kasse schreiten. Trendige Farben, ausgesuchte Materialien und edles Design machen sie zu schicken Accessoires, die das Liebesleben bereichern. Spätestens seit dem Bestseller *Shades of Grey* machen immer mehr Männer und Frauen aus ihrem Schlafzimmer ein aufregendes »Spielzimmer«, das mit heißen Gadgets bestückt ist, die Sex noch aufregender machen und – allein oder zu zweit – für mehr Lustgewinn sorgen.

Die Zeiten, in denen Dildos und Vibratoren in auffälliger Phallusform aus gummiartigem Material und in kaum verlockenden Farben angeboten wurden, sind vorbei. Heute sind sie wie dekorative Schmuckstücke gestaltet, die sich auch prominente Frauen gerne als Halsschmuck umhängen oder neben Puderdose und Smartphone in ihrem Handtäschchen verstauen. Es gibt sie darum auch in Form von vibrierender Mascara oder Lippenstift. Für verspieltere Naturen sind sie als Häschen mit aufgeklebten Augen und langen Ohren oder als quietschbunte Plastikenten zu erstehen, geschmückt mit Strass und Federboa.

Manche dieser Vibratoren lassen sich sogar per Fernbedienung steuern, damit auch der Mann am weiblichen Vergnügen teilhaben kann. Statistisch gesehen besitzt jede sechste Frau über 18 in Deutschland einen Vibrator. Von den 35- bis 55-jährigen Frauen hat jede dritte solch ein Sexspielzeug (und wahrscheinlich auch andere) zuhause. Vermutlich ist die Zahl aber sehr viel höher. Es gibt eine Reihe von Frauen, die einen Dildo oder einen Vibrator auch beim Sex mit dem Partner als zusätzliche Stimulation einsetzen. Einige beschämt das bzw. es lässt sie fürchten, dass der Mann sich dadurch nicht »gut genug« fühlt. Das ist aber von Beziehung zu Beziehung unterschiedlich. Manchmal fühlt sich der Mann durch den Einsatz des mechanischen »partners in crime« auch freier und dem Leistungsdruck, bei ihr einen Orgasmus auslösen zu müssen, in gewisser Weise enthoben. Und das kann sich durchaus positiv auf den Lustgewinn von beiden auswirken.

Oft sind es aber auch alleinstehende Frauen, die sich mit einem Vibrator erotischen Genuss und Lustsehnsüchte erfüllen. Das entbindet sie von der Verpflichtung, sich – wie nach einem One-Night-Stand oder einer unerquicklichen Affäre – jemandem erklären zu müssen. Eine Freundin bekannte auch mal, dass sie sich einen Vibrator besorgt hat, weil sie es mit der Masturbation ansonsten nicht hinkriegen würde. Aufgewachsen in einer katholischen Mädchenschule, galt ihr als verpönt, sich selber »da unten« zu berühren. Aber das Bedürfnis nach erotischer Erfüllung blieb. Die einen versuchten es seinerzeit mit einem starken Wasserstrahl, die andern mit dem Einführen einer Karotte. Die eigenen Finger waren tabu. Darum ist die Erfindung des Vibrators unter anderem auch ein Beitrag zur sexuellen Unabhängigkeit der Frau. Aber Sex-Toys können auch das Liebesspiel zu zweit bereichern.

Die Vielfalt erotischer Spielzeuge ist ebenso abwechslungsreich wie die sexuelle Fantasie der Menschen. Und der Fortschritt elektronischer, digitaler und sensorischer Erfindungen macht sie zu viel mehr als mechanischer Ersatzbefriedigung. So gibt es beispielsweise eine Art Rotor mit 10 weichen Silikonzungen, der sich dreht und perfekten Oralsex simuliert. Mit drei variabel einstellbaren Geschwindigkeiten stimuliert er die

Klitoris und kann wunderbare Orgasmen auslösen. Das Uni-Sex-Modell eines »We-Vibe« sieht aus wie ein spaciger Kopfhörer und lässt sich am Hodensack und Damm des Mannes ebenso ansetzen wie am G-Punkt und der Klitoris der Frau. Die Vibrationen können per Fernbedienung abgestuft gesteuert werden. Verstellbare Gurtsysteme, die sich mit gepolsterten Hand- und Beinschlaufen in Türrahmen anbringen lassen, sorgen für erotischen »Swing« auf beiden Seiten. Aber es werden auch komfortable »Liebesschaukeln« oder spezielle Tantra-Stühle mit (wohlgemerkt) »fleckunempfindlichen« Bezügen angeboten. Liebeskugeln aus Glas und Metall an einem Nylonfaden lassen sich perfekt in die Vagina einführen und verleihen Hermann Hesses *Glasperlenspiel* eine ganz neue, lustvolle Bedeutung.

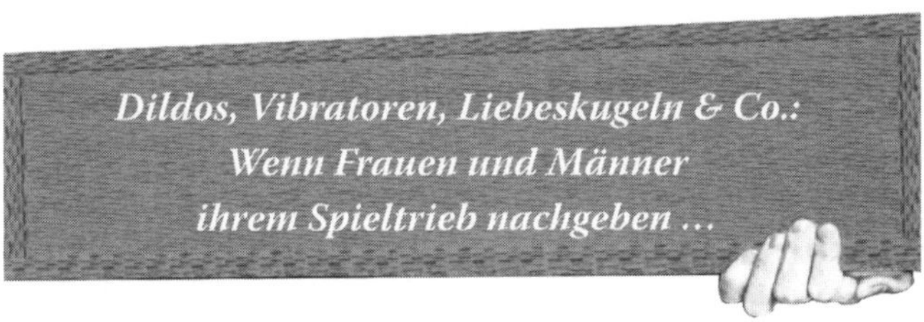

Seidenweiche Federn verführen zum Reizen, Streicheln und Verwöhnen. Schicke kleine »Streichelpeitschen« mit einem Griff aus stylisch designtem Acrylglas und verschieden gefärbten Fransen aus weichem Veloursleder sind ein hübsches Spielzeug für die zärtlichste aller Sado-Maso-Techniken. Es gibt auch »formschöne« Analketten, spezielle Analvibratoren und – für Männer – einen stahlharten Penisring mit angeschlossener Analkugel (richtig schwer und nur etwas für Fortgeschrittene). Harmloser ist der Nippes für die Nippies: Aufkleber in unterschiedlichen Designs und ausgestattet mit kleinen Kettchen, Perlen oder Fransen, die Frauen sich auf die Brustwarzen pappen können (kann für den Mann sehr reizvoll sein, für sie aber auch durchaus schmerzhaft, sobald sie erregt ist). Schicke Handfesseln mit Strass, gut gepolsterte Sexkissen, die – ergonomisch geformt – den G-Punkt stimulieren sollen, genoppte Penisaufsätze für mehr Reibungsenergie, vibrierende Fahrradsattel für noch mehr Fahrspaß auf der Straße oder »Liebesbesen« aus Silikon, die streicheln, massieren, vibrieren, verwöhnen und ein echter »Feger« für beide sein können.

Der Bestseller *Shades of Grey* hat allein den Konsum an Liebeskugeln um weltweit 300 % ansteigen lassen. Weltweit wird der Umsatz für Sex-Toys auf 15 Milliarden Dollar geschätzt. Tendenz steigend. Und das hat nicht nur damit zu tun, dass Singles eine Ersatzbefriedigung brauchen, sondern eher damit, dass solche spielerischen Hilfsmittel inzwischen kein Tabu mehr sind und auch innerhalb einer funktionierenden Partnerschaft eingesetzt werden, um den gemeinsamen Lustgewinn zu steigern. Es gibt Modeaccessoires, die wir schön, Computer-Spiele, die wir spannend, und Apps, die wir hilfreich finden. Warum also sollten wir die modernen Technologien nicht nutzen, um unsere Erotik zu optimieren und mehr Spaß am Liebesspiel zu haben? Immerhin: Schon Gottfried Wilhelm Leibnitz hat gesagt: »Nirgends hat der Mensch mehr Scharfsinn an den Tag gelegt als in seinen Spielen.«

Wenn's schiefgeht: Pleiten, Pech und Pannen

Die meisten Unfälle passieren bekanntlich im Haushalt. Das Schlafzimmer gehört auch dazu. Und weil wir gerade beim Spieltrieb waren: Manchmal kann es bei erotischen Spielchen zu peinlichen, schmerzhaften und sogar gefährlichen Pannen kommen. Wundgeriebene Stellen, steckengebliebene Sex-Toys, Scheidenkrampf oder gar ein Penisbruch: Alles schon mal vorgekommen. Zu den häufigsten »verkehrsbedingten« Schäden gehören Muskelzerrungen, gefolgt von Rückenverletzungen und Hautreizungen. Wer mehrmals am Tag wilden Sex hat, muss sich nicht wundern, wenn empfindliche Stellen wundgerieben sind. In diesem Fall helfen Kamillen- oder Frauenmantelbäder, eine Wundheilsalbe, Gleitgel, Joghurt und mindestens 48 Stunden Rubbelpause.

Ansonsten klagen Lustgetriebene häufig unter einem steifen Nacken, verstauchten Hand- oder Fußgelenken, aufgeschürften Ellbogen und Knien oder zerschrammten Schultern. In diesem Fall das Liebesspiel vom harten Fußboden (egal ob Stein, Parkett oder Kunstfaser-Teppich) lieber mal wieder zurück ins weiche Bett verlegen. Und besser auch das »Bespringen« von Schränken herab ins Bett tunlichst vermeiden. Denn der Überfluss an Hormonen hat schon bei so manchem die Treffsicherheit und den Blick getrübt.

So wollte im toskanischen Siena mal ein 50-Jähriger, als Batman verkleidet, von einem Schrank auf seine mit verbundenen Augen ans Bett gefesselte Freundin springen. Doch der liebestolle Banker verfehlte das Ziel und wurde beim Aufprall bewusstlos. Die gefesselte Frau musste so lange um Hilfe rufen, bis Nachbarn den Notarzt alarmierten. Ebenso peinlich wie schmerzhaft …

»Love hurts« ist eben nicht nur eine wunderschöne Rockballade von der Gruppe »Nazareth«, sondern oft auch banale Realität. Sie treiben es gern auf Möbeln? Warum Schranksprünge wehtun können, haben wir gerade gehört. Nichts gegen einen Esstisch aus massiver Eiche, aber um Glastische sollten Sie beim Sex einen großen Bogen machen. Es ist nämlich schon vorgekommen, dass die fragile Tischplatte beim wilden Liebesspiel nachgab und in tausend Splitter zersprang. Ein blutiges Ereignis mit vielen fiesen Schnitten und Verletzungen!

Auch die Natur ist nicht immer so idyllisch und harmlos, wie man meinen sollte, und hat so ihre Tücken. Vor allem, weil man im Eifer des Gefechts und maximaler Erregung vieles nicht mehr wahrnimmt. So kann es passieren, dass sich ein Paar beim Blümchensex auf der Wiese plötzlich in einem Brennnesselbett räkelt, ohne es zu merken. Mit Hautreizungen und Brandblasen hat man dann eventuell länger was davon, als einem lieb wäre ... In London gab sich mal ein junges Pärchen hinter dem Windsor Castle im Geäst eines alten Baumes seinen Lüsten hin. Kurz vor dem Höhepunkt rutschte sie herunter, fiel nackt vom Baum in den bevölkerten Park und trug neben dem Spott auch noch den Schaden davon: nämlich ein paar langwierige Knochenbrüche.

Sosehr Sie die Natur auch lieben: Lassen Sie von Tannenzapfen als Dildo lieber die Finger! Ein eingeführter Zapfen quillt in der feuchten Scheide auf. Seine Schuppen spreizen sich, und er steckt dann so fest, dass er nur noch operativ entfernt werden kann.

Auch andere »Natur-Dildos« sind mit Vorsicht zu genießen. Nicht unbedingt für die Frauen, sondern für Männer, die sich gerne mal Gemüse in den Anus stecken. Ob Karotten oder Gurken: Wenn sie direkt aus dem Kühlschrank kommen, können sie die Hämorrhoiden schmerzhaft anschwellen lassen. Also: Auf Zimmertemperatur achten! Ein befreundeter Chirurg hatte schon eine Reihe von Sex-Unfällen unterm Messer. Allerdings meistens bei Männern, die mit allen möglichen und unmöglichen Mitteln auf der Suche nach analer Befriedigung waren. Von Flaschenhälsen, die zerbrachen, über die zusammengerollte Tageszeitung, die sich auflöste, und einen blauen Sektkelch, der feststeckte, bis hin zu Kugelschreiberminen, die in der Harnröhre verschwanden, war alles dabei.

Übrigens: Ein Japaner hat mal versucht, sich mit einer Glühbirne (!) zu befriedigen – gehen wir mal wohlwollend davon aus, dass es sich um die schlanke Kerzenform handelte ... Als sie drinnensteckte, war er allerdings keineswegs erotisch »elektrisiert«, sondern stand wegen irrsinniger Schmerzen »unter

Strom«, litt unter inneren Blutungen und musste notoperiert werden, weil das hauchdünne Glas der Glühbirne dem Druck nicht standhielt und in tausend Splitter zersprang. Autsch!

Es gibt nichts, was es nicht gibt. Mal ganz abgesehen von erotischen Spielchen mit dem Staubsauger. Je nach Saugkraft führt das immer wieder zu Unfällen. Bei Frauen kann die Klitoris extrem anschwellen, und durch das entstehende Vakuum sind Verletzungen nicht ausgeschlossen. Bei Männern schwillt der Penis dadurch oft so stark an, dass es kein Zurück mehr gibt und sein bestes Stück buchstäblich »in die Röhre« guckt, bis der Arzt kommt. So ein Vakuum kann auch entstehen, wenn sich Frauen eine leere Flasche als Dildoersatz in die Vagina schieben. Es entsteht ein starker Sog, der dafür sorgt, dass sich die Flasche nicht mehr herausziehen lässt. Und auch mit Intimschmuck sollte man vorsichtig umgehen. Beim Oralsex mit einem Adonis, der seine Eichel mit großen Metallkugeln geschmückt hatte, ist seine Gespielin fast erstickt. Man sollte also nie »den Mund zu voll nehmen«.

Wir sehen: Bevor man anfängt, bei erotischen Spielchen mit unorthodoxen Mitteln und Gegenständen herumzuexperimentieren, sollte man sich tatsächlich lieber über angesagte Sex-Toys kundig machen. Da gilt für Erwachsene dasselbe wie für Kinder: Getestete und kontrollierte »Spielwaren« sind sinnvoller und gefahrloser als improvisierte Fetische wie Karotten, Limodosen, Deostifte oder Flaschen.

Aber auch bei ganz normalem Sex kann es zu verhängnisvollen Körperreaktionen kommen. So tritt bei Frauen manchmal ein Scheidenkrampf auf. Dieser kann sowohl beim Einführen von Dildos und Tampons auftreten, hin und wieder aber auch bei der Penetration des Penis in die Vagina. Zugegeben: Das ist relativ selten, aber wenn, dann nicht nur sehr schmerzhaft für die Frau, sondern auch für den Mann. Wenn solch ein »Vaginismus« während des Geschlechtsakts passiert, kann er sein bestes Stück nämlich nicht mehr aus der Scheide ziehen. Das Paar bleibt so lange miteinander verbunden, bis ein krampflösendes Mittel sie entspannt.

In Russland probierte ein nicht mehr ganz junges Ehepaar eine ausgefallene Kamasutra-Stellung aus, den »Liegestuhl«. Der Mann stützt sich dabei rittlings auf seine Hände. Die Frau liegt ihm gegenüber weich auf einem Kissen, lässt die Beine auf seinen Schultern ruhen und bewegt sich vor und zurück. In dieser Position dringt der Penis besonders tief ein und bringt so einen großen Lustgewinn für beide Partner. Das klingt bequem und aufregend zugleich, ist aber trotzdem nichts für Bewegungslegastheniker. Jedenfalls bekam die Frau (51) dabei einen Scheidenkrampf. Beide mussten in dieser Stellung verharrend ins Krankenhaus abtransportiert werden und konnten schließlich erst dort voneinander »erlöst« werden.

Das Horrorszenario schlechthin für einen Mann ist der Penisbruch. Zugegeben: Ein Unfall, der sehr selten ist, aber doch wahrscheinlich. Da reicht mitunter ein einziger heftiger Stoß gegen den Beckenknochen der Partnerin – und schon kann es zum Penisbruch kommen. Meist knallt es dabei wie ein Peitschenhieb. Das beste Stück schwillt an und färbt sich lila. Sollte das passieren, müssen Sie sofort zum Arzt! Meist kann dann nur eine Notoperation das beste Stück retten.

Mal ganz abgesehen von bedrohlichen Verletzungsgefahren entstehen beim Sex oft auch ungewollte Peinlichkeiten, denen man sich nicht unbedingt aussetzen möchte, aber auch nicht immer entkommen kann. Ein vergessener Tampon, der beim Sex unwiederbringlich in die Tiefe gestoßen wird? Das kommt häufiger vor. Aber erklären Sie mal Ihrem Frauenarzt, wie ein Champagner-Korken (nach heftigem Schütteln, Einführen des Flaschenhalses und unerwartetem Plopp) in Ihre Vagina gekommen ist? Und im Bondage-Rollenspiel passiert es nicht selten, dass man höchst erregenderweise mit Handschellen vom Partner am Bett oder sonstwo gefesselt wird und beide im Liebesrausch nicht an die Schlüssel gedacht haben. Da hilft nur ein Notruf bei der Polizei oder beim Schlüsseldienst …

Richtig arg wird es, wenn Sie Ihrem Arbeitgeber Rechenschaft über Lusteskapaden abliefern müssen. So erging es einem englischen Fabrikarbeiter, den am Arbeitsplatz die Lust übermannte. Er drückte seinen Unterleib gegen den Keilriemen einer Maschine! Mit fatalen Folgen. Lilo Wanders und Erika Berger haben dies in ihrem Buch *Sex-Deutsch/Deutsch-Sex* dokumentiert. Als »notgeil« würde man solch einen Akt gemeinhin bezeichnen. In diesem Fall wurde der Betriebsarzt gerufen, der den Patienten in die Notaufnahme überwies – der dortige Urologe diagnostizierte einen Hodenriss. Das bescherte dem jungen Fabrikarbeiter nicht nur große Schmerzen und machte ihn auf unbestimmte Zeit sexuell indisponiert, sondern hat ihn wahrscheinlich auch dazu gezwungen, den Arbeitsplatz zu wechseln, nachdem alle Kollegen den peinlichen Vorfall mitverfolgen konnten.

Aber Peinlichkeiten beim Sex können auch ganz schmerzlos sein und einen trotzdem in Erklärungsnöte bringen. Wie zum Beispiel bei den erwähnten Handschellen, für die die Schlüssel verloren gegangen sind. Oder haben Sie Katzen oder Hunde zuhause? Dann lassen Sie nach dem Sex bitte keine benutzten Kondome herumliegen. Sollte das Tier nämlich einen mit Sperma gefüllten Präser fressen, kann es zu Verdauungsproblemen kommen, unter denen des Menschen bester Freund sehr leidet. Und erklären Sie Ihrem Tierarzt dann mal, wieso Ihr Hund Schmerzen und – im Falle eines Ultraschalls – ein Kondom im Bauch hat …

Ausprobieren: Swingerclubs, flotte Dreier, Cybersex & Co.

Swingerclubs galten lange Zeit als letzter Ausweg für ausgelutschte Endvierziger und unausgefüllte Silver-Surfer. Doch der Markt boomt. Längst ziehen die Partnertausch-Aktionen solcher Clubs mit Erotikabenden, Themenpartys, Tanzseminaren für Pole- oder Table-Dance, Blind-Dinner und All-Inclusive-Angeboten auch jüngere Leute an. Hier sind Paare willkommen, die sich Abwechslung wünschen, manchmal aber auch Einzelpersonen, die auf andere erotische Erfahrungen aus sind. Das lässt sich an keinem Alter festmachen und hat auch mit dem Besuch eines Bordells nicht wirklich etwas zu tun. Hier feiert man gemeinsam und signalisiert erotische Bereitschaft. Die Lust auf etwas Neues, Sex mit anderen – teilweise fremden Menschen: ein erotischer Kick für eingefahrene Partnerschaften und die Entdeckung neuer, aufregender Möglichkeiten im kontrollierten Rahmen eines Clubs mit Gleichgesinnten: Das macht den Besuch von Swingerclubs für immer mehr Menschen zu einer attraktiven Freizeitbeschäftigung. Egal ob Partnertausch, Gang Bang oder Dreier: Es gibt feste Regeln, nach denen nichts ohne Einverständnis des anderen geschehen darf.

Es gibt gewisse Dresscodes, die aufreizend (Strapse & Co.), elegant (Cocktailkleid), mysteriös (Masken und Kostüme) oder individuell (schottischer Kilt für die Männer) sein können. Einen Ausziehzwang gibt es in guten Clubs nicht. Manche bieten Signale wie leuchtende Armbändchen an, die vor unerwünschter Anmache schützen. Zur Grundausstattung gehört ein Umkleidebereich mit Schließfächern und Duschen. Manchmal gibt es Saunen und Whirlpools, meistens eine Tanzfläche, Bar und Restaurant und immer verschiedene intime Bereiche und Räumlichkeiten wie zum Beispiel eine große Spielwiese für Gruppensex, einen Raum mit Massageliegen oder einem Gyn-Stuhl (übrigens auch auf Trödelmärkten ein begehrtes Objekt der Begierde für »Doktorspielchen«), ein Zimmer mit Trennwänden, Sichtschlitzen und »Glory Holes«, intime Boudoirs oder Kinos für Pornofilme.

Was Sex betrifft: Jeder darf, keiner muss. Partnertausch war die ursprüngliche Motivation zum »swingen« (engl. für »schwingen« bzw. »pendeln«). Manchmal bleiben Paare aber auch einfach unter sich und erhoffen sich von der erotisierenden Atmosphäre einen neuen Kick. Manchmal schaut man den anderen einfach nur zu. Und manchmal holt man sich eine dritte Person ins Boot, um eine neue Situation zu schaffen. Dabei können auch homoerotische Anwandlungen eine Rolle spielen.

Swingen als Sexualverhalten ist eigentlich zu allen Zeiten präsent gewesen, sei es durch die sprichwörtlichen Orgien im alten Rom, die Konkubinate der Kaiserreiche von China und Japan oder die Mätressen im europäischen Barockzeitalter. Im 20. Jahrhundert war das »Swingen« sogar eine Frage der Ehre bei den Piloten der amerikanischen Airforce. Wenn sie Einsätze im Zweiten Weltkrieg flogen, versprachen sie einander vorher, im Todesfall für die Ehefrauen der Kameraden zu sorgen, und zwar nicht nur in materieller Hinsicht, sondern auch in sexueller. Die Medien nannten das damals »wife swapping« (Frauentausch) und machten die Idee damit populär. Heute gilt in Zeiten der Emanzipation natürlich auch »Männertausch«.

Dass die Anzahl der Swinger steigt, scheint durch die wachsende Anzahl entsprechender Clubs bestätigt. Allerdings gibt es dazu keine statistischen Erhebungen. Denn erstens möchten die meisten anonym bleiben, viele praktizieren das »Swingen« auch privat, und die Teilnehmer bei entsprechenden Events hochzurechnen, wäre auch nicht repräsentativ. Doch wahrscheinlich wäre man überrascht, wie viele Swinger ein durchaus bürgerliches und normales Privatleben und eine harmonische Partnerschaft pflegen.

> *Für manche gehört der Besuch im Swingerclub zur liebsten Freizeitbeschäftigung.*

Experimente sind aber jederzeit erlaubt. Manchmal ist auch die pure Neugier Grund genug, mal etwas anderes auszuprobieren. Sei es eine archaische Orgie bei einem esoterischen Druiden-»Workshop«, ein Partnertausch in einem Swingerclub oder ein »flotter Dreier« zuhause.

Auch wenn es keinem leicht fällt, seinen Partner mit einer oder einem anderen zu teilen: Laut *BILD*-Zeitung stand ein »flotter Dreier« bei 35 % der Männer und immerhin bei 27 % der Frauen an der Spitze für die letzten Wünsche vor dem angeblichen Weltuntergang am 21. Dezember 2012 (der ja dann doch nicht stattfand). Dabei träumten die Männer davon, mit zwei Frauen sexuell in »medias res« zu gehen. Doch es kann auch ziemlich anstrengend sein, beide die ganze Nacht lang bei Laune zu halten. Zumal sich die männliche Potenz unter Umständen frühzeitig erschöpft. Ausprobieren würde es allerdings jeder gerne einmal.

Umgekehrt ist es als Frau natürlich fantastisch, abwechselnd von zwei Männern verwöhnt zu werden. Der Vorteil: Wir Frauen sind zu mehreren Orgasmen hintereinander fähig, können das Liebesspiel auch in Abwandlungen, mit wechselnden Aufmerksamkeiten und in unterschiedlichen Intensitäten genießen. Eifersucht bei ihr auf die andere Frau oder bei ihm auf den anderen Mann können die Lust bei solch einer Dreier-Erfahrung sowohl multiplizieren als auch zerstören. Die Erkenntnis, dass ein Hocker auf drei Beinen am besten steht, gilt nicht unbedingt für diese sexuelle Variante. Meistens fühlt sich einer der Teilnehmer zurückgesetzt oder benachteiligt. Doch das muss jeder für sich selbst beurteilen. Und wer zu dem Schluss kommt, »Drei sind einer zu viel«, sollte Konsequenzen ziehen.

Nicht umsonst sind »Dreier« auch eine Entscheidungshilfe bei Partnerschaften, in denen es kriselt. Manchmal fungieren sie aber auch als ein Türöffner für homoerotische Veranlagungen oder sexuelle Defizite, die bisher in der Partnerschaft nie zur Sprache kamen. Wichtig ist, dabei Regeln festzulegen, damit keiner sich zu etwas gezwungen fühlt, was er nicht will. So ein Dreier kann jedoch auch die Sicht auf die eigene Sexualität und auf die des Partners total verändern. Darum birgt er auch das Risiko, dass die Beziehung dadurch extreme Brüche erfährt und scheitern kann. Das antike Motto »Teile und herrsche« gilt hier nicht unbedingt. Menschen sind zwar nicht annähernd so monogam wie zum Beispiel Schwäne, aber den Partner mit jemand anderem zu teilen, ist für viele etwas ganz anderes, als nach einer gescheiterten Beziehung eine neue einzugehen. Darum prüfen Sie – jenseits aller Abenteuerlust –, was Sie wirklich wollen, bevor Sie sich dieser Versuchung hingeben. Denn: »flott« ist so ein Dreier manchmal, oft aber auch ziemlich »flau« und im schlimmsten Fall »frustrierend«. Eines sollte man tunlichst vermeiden: Nämlich einen Dreier mit der besten Freundin im Gespann oder seinem besten Freund. Das kann in der Regel nur schiefgehen!

So ein Dreier ist etwas sehr Persönliches. Darum ziehen viele Menschen seit den 1990er-Jahren die anonyme, virtuelle Erotik des Cybersex vor. Dabei dient das World Wide Web als Plattform für anzügliche Chats, den Austausch erotischer Mails, das Masturbieren beim Betrachten von pornografischen Bildern oder Filmen bis hin zur sexuellen Stimulation mithilfe von Daten-Helmen oder -Handschuhen. Mit der Entstehung von 3D-basierten Chats oder Online-Rollenspielen im Internet entstanden Möglichkeiten, sexuelle Fantasien nicht nur verbal auszudrücken, sondern sie auch mit entsprechenden Avataren handlungsfähig zu machen – wenn auch nur virtuell. Was daran geschätzt wird, ist zum einen der weltweite »Zugriff« auf Gleichgesinnte, die ständige Verfügbarkeit, die Anonymität, aber auch der quasi antiseptische Sex ohne Körperkontakt, Viren oder sonstige Komplikationen.

Cybersex ist besser als einsame Masturbation und risikoloser als eine persönliche sexuelle Beziehung. Er ist sicher, leicht verfügbar, geheim, nicht besonders teuer, normalisiert hormonelle Schwankungen und sorgt in gewisser Weise für sexuelle Befriedigung. Ähnlich wie bei der *Wii Sports Konsole*, mit der sich virtuell und dennoch aktiv Tennis spielen, boxen oder klettern lässt, wollen Anbieter von Cybersex das erotische Erlebnis in Zukunft mit Helmen, Handschuhen und Ganzkörperanzügen realer werden lassen. Dazu gibt es inzwischen über USB anschließbare und steuerbare Vibratoren oder Webcams zur gegenseitigen Beobachtung und viele andere Gimmicks, die virtuelle sexuelle Reize übermitteln. Aber der Hype für Cybersex ist nicht so groß, wie ursprünglich avisiert. Virtuelle Reize können das Begehren zwar leiten und stimulieren. Aber es gibt wenig »befriedigende« Ergebnisse.

Und vielleicht ist es ja auch ein Trost, dass virtuelle Kontakte nicht dasselbe sein können wie die ganz intime körperliche Begegnung zwischen zwei Individuen und gelebter Leidenschaft. Sinnlichkeit ist der Schlüssel zu erfüllter Erotik. Dabei geht es darum, die Haut des anderen zu spüren, seine Stimme zu hören, ihn zu riechen und zu schmecken. Das Internet und modernste Technologien können vieles. Aber das können sie (noch) nicht. Sehnsüchte lassen sich inzwischen zwar auf vielfältige Weise kompensieren. Aber erfüllt werden sie so selten. Die sinnliche Intimität zwischen zwei Menschen und die Lust, die dabei entsteht, lässt sich nicht wirklich ersetzen.

» BEIM LIEBESSPIEL

IST ES WIE BEIM

AUTOFAHREN:

DIE FRAUEN MÖGEN

DIE UMLEITUNG –

DIE MÄNNER

DIE ABKÜRZUNG. «

JEANNE MOREAU

Tabu oder nicht? Anal-Sex, Sado-Maso und Homo-Erotik

Angeblich steckt ja in Verbotenem ein ganz besonderer Reiz. Das gilt besonders für Sex durchs »Hintertürchen«, auch »a tergo« genannt. Darunter versteht man das Einführen des erigierten männlichen Penis in den After (lat.: »anus«) des Sexualpartners. Analverkehr wird in Guyana mit bis zu zehn Jahren Haft geahndet, auch in Saudi-Arabien und Indonesien ist er strengstens verboten. In Ländern wie Japan, Kanada und den USA wurde er inzwischen zwar legalisiert, gilt aber dennoch als verpönt. In Europa ist diese Sexpraktik seit jeher erlaubt, wird aber dennoch bis heute tabuisiert. Vor allem, weil daran die Schmach der Sodomie haftet, ein Begriff, der ursprünglich den Verkehr mit Tieren beschreibt, aber später auch den Analverkehr zwischen homosexuellen Männern oder den zwischen Mann und Frau. Man betrachtete ihn als »tierische« Lust, die de facto nicht zur Fortpflanzung dienen konnte und demnach als unnatürlich oder abartig galt.

Auch wenn der Fernsehsender *Pro7* bei seinem *Sexreport 2008* ermittelt hat, dass 50 % der Deutschen regelmäßig Analverkehr haben (nur 1,8 % der 56.000 Befragten waren übrigens Homosexuelle), sagt das noch nicht unbedingt viel aus. Tatsache ist, dass diese Form von Sex der Männer liebste Fantasie ist. Nicht umsonst kommt heute kaum ein Porno mehr ohne Analsex-Szene aus. Tatsache ist auch, dass – anders als man denkt – lediglich zwei Drittel aller Schwulen Anal-Sex praktizieren. Und die andere Tatsache ist, dass Anal-Sex für Frauen in vielen Kulturen eine legitime Methode ist, um eine Schwangerschaft zu verhüten oder mit intaktem Hymen »Jungfrau« zu bleiben.

Trotzdem ist Sex »a tergo« nicht jedermanns Sache, vor allem nicht die jeder Frau. Rund 20 % der Männer stehen auf Sex durch das »Hintertürchen«, aber nur 4 % der Frauen. Tatsächlich ist der Anus eine sehr sensible Zone, die von vielen Nerven versorgt wird, die sie braucht, um als Schließmuskel arbeiten zu können. Hingegen ist das Rektum, also der Enddarm, sensorisch betrachtet keine besonders wichtige erogene Zone. Er ist weder besonders elastisch, noch mit sehr vielen Nervenenden ausgestattet und verfügt nur über eine extrem dünne Schleimhaut. Beim Anal-Sex scheiden sich die Gemüter. Die einen empfinden die Berührung dieser hochsensiblen Zone als sehr erregend und berichten, dass ein analer Orgasmus tiefer sei. Manche empfinden ihn nur als schmerzhaft, und manche Frauen wollen gar keinen analen Sex, allenfalls eine Stimulation mit dem Finger, einem Dildo oder anderen Anal-Toys.

Dass Männer Anal-Sex so geil macht, liegt oft daran, dass der Anus enger ist als die Vagina und der Penis so mehr stimuliert wird, aber auch daran, dass ihm der Reiz des Verbotenen anhaftet und der Mann dabei ein Erlebnis von Dominanz hat. Was aber nicht heißt, dass eine Frau beim Anal-Sex nicht auch einen wunderbaren Orgasmus erleben könnte, vor allem oft gerade deshalb, weil eine erregende, schmerzliche Lust geweckt wird. Aber diese Lust ist bei ihr dann zumeist dem »Kopfkino« zu schulden und nicht dem rein sensorischen Empfinden. Es wird zwar behauptet, dass beim Anal-Sex das Scheidengewebe der Frau und ihr A-Punkt (mysteriöser als der G-Punkt) stimuliert wird, aber Beweise gibt es dafür nicht. Eines ist sicher: In den meisten Fällen ist es zunächst der Mann, der sich Sex »a tergo« wünscht. Bei einer Zustimmung ist Vertrauen der wichtigste Grundsatz. Aber es gibt auch einige andere Regeln, die man beachten sollte:

Erstens: Ein ausgiebiges Vorspiel mit Streicheln, Küssen, Lecken, Finger einführen gehört zu einer Stimulation, die den normalerweise immer angespannten Schließmuskel lockert.

Zweitens: Unbedingt Gleitgel verwenden. Denn während die Scheide bei Erregung ein Sekret ausscheidet, das einen feuchtfröhlichen und schmerzfreien Geschlechtsverkehr ermöglicht, sind die Wände des Rektums nur von einer sehr dünnen Schleimhaut bedeckt, die ohne Gleitgel kleine Risse und Blessuren davontragen und den Sex zu einer schmerzhaften Angelegenheit machen kann.

Drittens: Ein Kondom ist unverzichtbar. Denn ungeschützter Anal-Sex ist ein Freifahrtschein für Geschlechtskrankheiten – auf beiden Seiten. Auch wenn der Popo noch so sauber ist: Die Haut im Darm ist sehr empfindlich und anfällig für kleinste Verletzungen, durch die Keime in die Blutbahn gelangen können. Die Infektionsrate für HIV ist beim Anal-Sex übrigens am höchsten. Kolibakterien aus dem Enddarm können bei ihm zu schmerzhaften Blasenentzündungen führen und bei ihr schmerzhafte Scheidenentzündungen und vieles andere auslösen – vor allem wenn danach mit »konventionellem« Sex weitergemacht wird. *Merke*: Was einmal mit dem Anus in Berührung gekommen ist, darf gleich im Anschluss niemals in die Nähe des Scheideneingangs kommen!

Viertens: Jeder darf »Nein« sagen. Praktizieren Sie Anal-Sex nur, wenn Sie es auch wirklich wollen. Nicht, weil er sagt, seine »Ex« hätte das auch immer gemacht, weil Sie ihm einen Gefallen tun möchten oder weil Sie sich oder anderen etwas beweisen wollen. Und falls er es sich dennoch so sehr wünschen sollte, obwohl Sie »Nein« gesagt haben, können Sie Ihren Liebsten immer noch mit einem sogenannten »Strap-on« aus dem Sex-Shop »a tergo« verwöhnen und so den eigenen Hintern retten. »Pegging« nennt man das übrigens. Es geht zwar auch anders, aber so geht es auch …

Männer lieben es, sich von der Frau anal verwöhnen zu lassen, weil so die Prostata stimuliert wird. Allerdings haben viele auch ein Problem damit, somit als homophil oder homosexuell angesehen zu werden. Im Zweifel verwenden immerhin 20 bis 30 % aller Männer Sex-Toys wie anale Dildos mit Prostatastimulation.

Viele homosexuelle Männer befriedigen sich mit Anal-Sex. Das ist bekannt. Was aber geschieht, wenn eine heterosexuelle Frau plötzlich an sich homosexuelle Neigungen entdeckt? So ungewöhnlich ist das eigentlich gar nicht. Schon Sigmund Freud stellte fest, dass in jedem von uns eine homoerotische Neigung schlummert, und zwar völlig unabhängig davon, ob wir eine Vorliebe für Männer, für Frauen oder für beide im Wechsel haben. Wie oder wodurch sie geweckt wird, kann ganz unterschiedlich sein. Viele Mädchen wissen bereits in der Pubertät, dass sie lesbisch sind. Da ist die Sache klar. Und darum geht es hier auch gar nicht. Aber es gibt auch so manche Ehefrau und Mutter, die schon seit 15 Jahren demselben Mann treu ist und plötzlich ihre erotische Neigung zu einer Freundin entdeckt. Hin und wieder gibt es auch Frauen jenseits der 50, die nach einem erfüllten Leben mit einem männlichen Partner plötzlich diese Seite ihres Seins entdecken.

Und oft geht es auch nur darum, es einfach einmal auszuprobieren, wenn es sich so ergibt. Zum Beispiel bei einem Dreier, in einem Swingerclub oder in der Begegnung mit einer Frau oder Freundin, von der man bisher vielleicht gar nicht wusste, dass sie Lesbierin ist. Zum einen ist es wohl so, dass man bei der erotischen Begegnung mit einer anderen Frau (auch wenn man grundsätzlich nicht lesbisch ist) zunächst einmal sich selbst erforschen kann wie in einem Spiegelbild. Man kann die Brüste liebkosen, den Venushügel streicheln und die Klitoris stimulieren. Man sieht, wie die andere Frau dadurch erregt ist, fühlt sich aber dadurch nicht weniger erregt. Man sieht sich selbst quasi von außen und ist doch ganz in seinem Innersten. Darum sind homoerotische Erfahrungen mit anderen Frauen vielleicht für manche so wichtig, weil man sich selbst so besser kennenlernt.

Eine andere wichtige Rolle spielt die Zärtlichkeit. Es gilt als erwiesen, dass bei heterosexuellen Paaren, die sehr lange zusammenleben, die Sehnsucht nach Zärtlichkeit irgendwann die

Lust auf Sex dominiert. Wenn der Wunsch nach Zärtlichkeit viele Jahre lang zu kurz gekommen ist, kann es geschehen, dass man sich anderen Möglichkeiten zuwendet. Eine Freundin, mit der man seelenverwandt ist, mit der einen ähnliche Interessen verbinden, mit der man lachen, liebevoll und zärtlich sein kann, wiegt dann oft schwerer als die konventionelle Beziehung zum langjährigen Ehemann, in der Sex schon lange nicht mehr stattfindet und auch die Zärtlichkeit auf der Strecke geblieben ist. In solch einem Fall ist eine homoerotische Beziehung zu einer Frau manchmal ein Gewinn an Lebenslust. Auch wenn manche dieser Frauen ursprünglich nie lesbisch waren. Und dafür gibt es nicht wenige Beispiele.

Damit Leidenschaft kein Leiden schafft: Bei extremen Sexpraktiken sollte man wissen, worauf man sich einlässt.

Liebe und Leid, Belohnung und Strafe: Das sind beim Sex die beiden Kehrseiten der Medaille. Jede Streicheleinheit, jeder Kuss und jeder Orgasmus wird als Belohnung verbucht. Wenn das ausbleibt, leiden wir unter »Liebesentzug«. Das kann frustrierend sein, aber auch den erotischen Ehrgeiz anspornen. Denn jeder Leidenschaft wohnt ein Sado-Maso-Prinzip inne und erhält sie am Leben. Und das ist nicht nur eine psychologische Frage. Auch unsere Hormone funktionieren so (siehe Kapitel 5). Sex kann ein Machtspiel sein. Das zeigt sich nicht nur darin, dass wir unterschiedliche Stellungen bevorzugen – als Frau zum Beispiel mal die devote Hündchenstellung, dann wieder die dominante Reiterstellung –, sondern auch darin, dass es uns manchmal antörnt, wenn wir vom Partner ans Bett gefesselt und »gevögelt« werden, und es ein anderes Mal genießen, wenn er uns beim »Blow Job« – hilflos seiner Erregung ausgeliefert – anfleht, weiterzumachen.

Das Ganze geht jedoch noch weiter: Nicht umsonst sind Fesseln, Augenbinden, Ketten und Peitschen die beliebtesten Sex-Toys. Studien gehen davon aus, dass 5 bis 25 % der Bevölkerung regelmäßig Sexualpraktiken ausüben, die mit der Lust an Schmerzen, bzw. mit Macht und Ohnmacht in Verbindung stehen. Die Dunkelziffer ist sehr viel höher, geschweige denn der Anteil an sadomasochistischen Fantasien. Wie hoch dieser offenbar ist, lässt sich unter anderem an den Verkaufszahlen des schon genannten Bestsellers *Shades of Grey* erahnen. Einvernehmlich gelebte oder auch heimliche sexuelle Vorlieben für sadomasochistische Praktiken erfüllen die Kriterien für eine medizinische Diagnose, die dieses Bedürfnis als »krankhaft« einstufen würde, in der Regel nicht. Letzteres allerdings ist der Fall, wenn beispielsweise der Sadismus eines Menschen kriminell wird oder sein Masochismus eine Bereitschaft zu Selbstverletzung bis hin zur körperlichen Verstümmelung aufweist.

In den meisten Fällen aber geht es um eine soziologisch andersartige, jedoch nicht unbedingt seltene Ausprägung der individuellen Sexualität. Oft sind es gerade Menschen, die in sehr konventionellen bürgerlichen Verhältnissen leben, die durch sadomasochistische Erlebnisse ihren herkömmlichen Lebensmustern entkommen möchten. Beispiele wie der als Moralapostel und Erzieher tätige Lehrer und der erfolgreiche, mächtige Börsenmakler, der sich insgeheim gern erniedrigen und auspeitschen lässt, oder die biedere Hausfrau und Mutter, die gern in Lack und Leder gekleidet in einem Paralleluniversum die strenge Domina mit Peitsche spielt, sind keine Seltenheit und viel mehr als nur Klischee. Solange es in gegenseitigem Einvernehmen geschieht, ist im Prinzip nichts dagegen zu sagen. Sexuelle Grenzgänge erfüllen die erotischen Sehnsüchte vieler Menschen, und ganze Wirtschaftszweige leben davon: Swingerclubs, SM-Studios, Shops für Fetische und Sex-Spielzeuge, Internet-Portale und Dienstleistungen wie Hostessen-Services. Der Vorteil des 21. Jahrhunderts ist dabei, dass es sehr viele legitime Möglichkeiten gibt, um solche oder andere erotische Fantasien auszuleben, ohne sich dabei in ein dubioses, gefährliches Niemandsland begeben zu müssen. Bei manchen Menschen mit dem Hang zu SM liegen die Wurzeln ihrer Neigungen sicherlich in der Kindheit, in dem Bewusstsein, Lust nicht erleben zu dürfen, und bestrafen sich dafür. Manche finden darin die Hingabe an Sex und an das Leben, andere erleben im Schmerz eine gewisse Freiheit. So gibt es sicher viele Facetten von SM, und nicht jeder hat die gleichen Beweggründe dafür. Kritisch wird es, wenn man Lust nur auf diese Weise erleben kann oder sich bis zur Selbstverletzung mit bleibenden Folgen ausliefert und sein eigenes Ego völlig aufgibt.

Wer sich neue oder andere Erfahrungen mit der Lust wünscht, für den gibt es auch seriöse Telefonsprechstunden, bei denen man anonym Fragen stellen kann, die dann auch ehrlich und fundiert beantwortet werden. Erstaunlich ist, dass es selten »Vamps« sind, die anrufen, sondern meistens brave, eher biedere Frauen, die sich nach jahrelanger »Pflichtausübung« danach sehnen, Sex und Erotik endlich mal anders zu erleben. Ganz nach dem Motto von Karl Valentin: »Mögen hätt ich schon wollen, aber dürfen hab ich mich nicht getraut ...!«

Aus meiner Sprechstunde

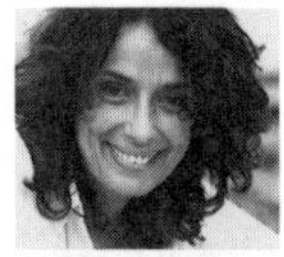

1. Auf Hygiene achten

Eine 40-jährige Patientin kam mit immer wiederkehrenden Scheideninfektionen in meine Praxis. Ich konnte mir keinen Reim darauf machen, da sie monogam in einer Beziehung lebte. Als ich dann mehrmals nachfragte, gestand sie mir, regelmäßig Anal-Sex und anschließend Vaginal-Sex zu haben, ohne ein Kondom zu verwenden.

2. Lustvolle Nebenbeschäftigung

Eine 38-jährige Patientin arbeitet neben ihrem Beruf privat als Eskort-Dame und genießt es, Sex mit verschiedenen Männern zu haben. Angeblich gelingt es ihr, diese Eskapaden von ihren Gefühlen zu trennen. Ihr Herz schlägt nämlich für einen anderen Mann, der aber keine Zeit für sie hat. Sie erlebt den Sex als Hostess als spannend, abwechslungsreich und fühlt sich attraktiv und begehrt. Da ihr Herzensmann keine Zeit für sie hat oder haben will, kann sie ihre Sexualität so angeblich befriedigend ausleben. Ob das wirklich stimmt und auf Dauer funktioniert, wird sich zeigen.

3. Macht und Ohnmacht

Eine 20-jährige Frau, die bei mir in Behandlung war, kam mit vielen Piercings im Intimbereich, weil ihr »Herr und Gebieter« aus der SM-Szene darauf stehe. Als ich nachfragte, erklärte sie, der Sadomasochismus sei ihre ganz eigene Methode, ihre Traumata aus der Kindheit zu überwinden. Ihr gäbe die Hingabe an ihren »Dominator« tolle sexuelle Gefühle. Ohne dieses Ventil würde es ihr viel schlechter gehen, meinte sie. Ich empfahl ihr eine Psychotherapie, die sie dann zwar machte, dennoch blieb sie in der Sexualität bei der SM-Variante.

4. Manchmal ist einer nicht genug

Ich habe eine 37-jährige Patientin, die in einer stabilen Beziehung lebt und trotzdem – oder gerade deshalb – immer wieder alleine in einen Swingerclub geht, um anonym mehr Spaß zu haben. Sie sagt, ihre Beziehung sei glücklich. Seit einigen Jahren hat das Paar auch ein Kind. Trotzdem brauche sie den Kick, mit anderen und wechselnden Männern Sex haben zu können. Ihr Partner wisse und akzeptiere das auch. Sie hätten trotzdem eine innige Beziehung.

5. Späte Frauenpower

In meiner Sexualsprechstunde beriet ich eine 41-jährige Frau und Mutter von zwei Kindern. Sie, die bisher immer monogam und heterosexuell gelebt hatte, verliebte sich unvorhergesehen in eine andere Frau, lebt diese Liebe auch und kann die Sexualität jetzt viel mehr genießen. Sie habe ihre homoerotischen Gefühle für Frauen zwar erst später entdeckt, fühle sich aber sehr glücklich. Die beiden Frauen bauten eine stabile Beziehung auf.

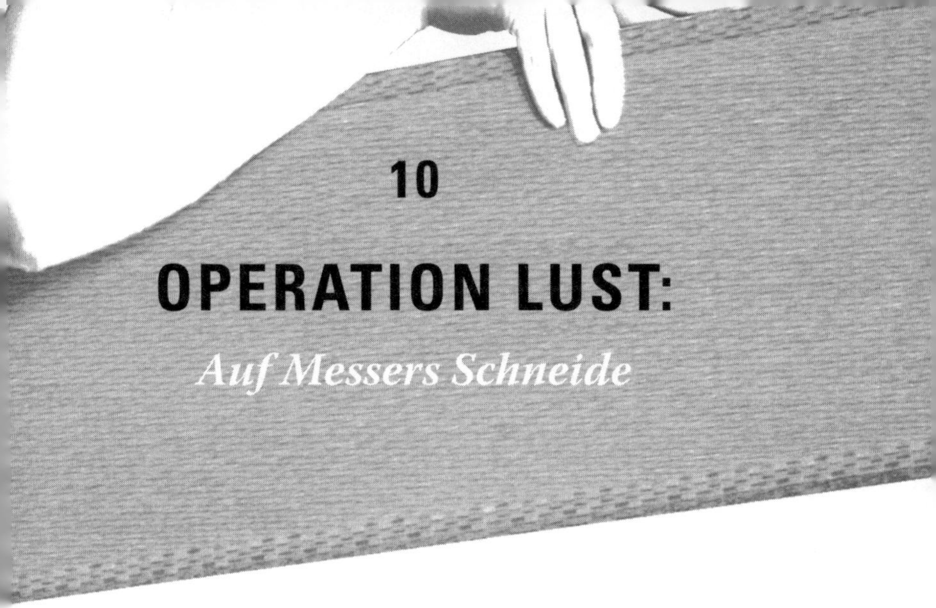

10

OPERATION LUST:

Auf Messers Schneide

Schönheitswahn: Von Botox-Starre und Schlauchbootlippen

»Frauen tun für ihr Äußeres Dinge, für die jeder Gebrauchtwagenhändler ins Gefängnis käme«, erklärte Hollywood-Raubein Nick Nolte einmal in seiner unnachahmlich sarkastischen Art. Ganz unrecht – das müssen wir Frauen sogar zugeben – hat er damit nicht. Man sehe sich nur die ganze Parade von Film- und Pop-Stars an, deren äußerliche Veränderungen regelmäßig für Schlagzeilen in den Klatschmagazinen sorgen: Alles OP-Ikonen, wenn man so will. Bei facettenreichen Charakterdarstellerinnen sind die Gesichter dank Botoxspritzen zur ausdruckslosen Maske erstarrt, einstmals schmallippige Intellektuelle warten überraschend mit zum Platzen aufgeblasenen »Schlauchbootlippen« auf, die Haut alternder Diven wirkt dank Extremliftings plötzlich so straff gezurrt wie ein unbesprungenes Trampolin, und anmutige, flachbrüstige Frauen vom Typ »Garçonne« tragen mit einem Mal Brüste mit Körbchengröße E vor sich her.

Kein Wunder, dass »Mann« sich wundert – und nicht nur der. Wir Frauen sollten dankbar sein für diesen Reichtum an populären Anschauungsbeispielen, um abzuwägen, wie viele Opfer wir für unsere Schönheit wirklich bringen wollen. Man könnte in diesem Zusammenhang viele Namen nennen: Prominente, die sich durch zahllose Schönheits-OPs sehr verändert haben, manche, bei denen richtig viel schiefging, oder auch solche, bei denen alles dermaßen gut gelungen ist, dass sie so schön und alterslos erscheinen, wie man es nie für möglich gehalten hätte. Auch das kann übrigens eine Last sein. Nicht umsonst hat Hollywood-Star Sharon Stone einmal geseufzt: »Es ist gar nicht leicht, so schön zu sein, wie man aussieht.«

Der Schönheits- und Jugendwahn betrifft übrigens inzwischen nicht nur die weiblichen Stars, sondern auch viele männliche. Aber die Motivation von Prominenten für Schönheits-OPs ist meist gar nicht mal mangelndes Selbstbewusstsein oder eine Sehnsucht nach erotischer Anerkennung durch den Partner. Vielmehr geht es bei den meisten um viel Geld, Karriere, beruflichen Erfolg und Anerkennung durch die Öffentlichkeit. Da kann der Erfolgs- und Erwartungsdruck – egal ob in Hollywood oder im Zirkus der Pop-Musik – zu einem unerträglichen Zwang werden, der mit dem täglichen Stress von uns »Normalos« gar nichts zu tun hat. Da geht es um Millionenaufträge und darum, im Gespräch zu bleiben. In den seltensten Fällen tun das Stars, um ihre Beziehung zu retten.

Im Gegenteil: Antonio Banderas hat sich mehrfach öffentlich dazu bekannt, dass er seine Frau Melanie Griffith sehr liebt, obwohl bei deren Schönheits-OPs so einiges schiefgegangen ist. Und Madonnas Ehe mit Guy Richie ist angeblich gerade an ihrem Schönheits-, Jugend- und Fitness-Wahn gescheitert. Die Medien gaukeln uns mit ihren Schlagzeilen und Vorher-Nachher-Fotos von Prominenten vor, dass unsereins sich ähnliche Sorgen machen müsste, und wir sind erstaunt zu sehen, welche chirurgischen Möglichkeiten es gibt. Aber: Müssen wir das unbedingt auch ausprobieren? Nein. Denn bei den meisten Frauen geht es ja nicht um Millionenverträge oder Hauptrollen, auch nicht darum, dass sie in den Schlagzeilen bleiben, und schon gar nicht hängt ihre Existenz oder ihr privates Glück davon ab. Letztlich muss sich jeder selbst im Spiegel ansehen können und damit klarkommen – nicht nur in ästhetischer Hinsicht.

Eine Schönheits-OP garantiert keine gesteigerte Erotik und sexuelle Erfüllung.

Schönheit und ein perfekter Körper – das können Ihnen wahrscheinlich viele andere Gynäkologen, Schönheitschirurgen und Psychotherapeuten bestätigen – sind keine Garantie dafür, sexuell begehrt zu werden oder erotisch erfüllt zu sein. Nicht umsonst weiß man von den beständigen Selbstzweifeln und Unsicherheiten umwerfend schöner Top-Models. Und andererseits von dem überaus erfüllten erotischen Alltag unauffälliger Frauen, an denen der Schönheitswahn vorübergegangen ist und die einfach sie selber sind. Selbstbewusstsein ist der Schlüssel für gelebte Lust. Auch die Schauspielerin und Regisseurin Liv Ullmann kam zu diesem Schluss: »Ich habe den Kampf gegen die Falten aufgegeben, weil nichts so viele Falten macht, wie der Kampf gegen die Falten.« Übrigens: Sie ist 1938 geboren und noch immer schön. Und Brigitte Bardot, die mit ihren – wohlgemerkt – natürlichen Schlauchbootlippen in den 1960er-Jahren zum Sex-Symbol wurde, sagte einmal: »Ich bin stolz auf meine Falten. Sie sind das Leben in meinem Gesicht.«

Auf Schönheit verzichten muss zwar niemand, der nicht daran glaubt, sie liege im viel zitierten »Auge des Betrachters«.

Nachhelfen ist natürlich erlaubt. Botoxspritzen, Liftings, Brustimplantate, Fettabsaugungen, Klitorisvergrößerungen, Scheidenraffungen und vieles andere ist heutzutage möglich. Aber es handelt sich stets um chirurgische Maßnahmen, die weitreichende Folgen haben können. Und darum sollte man sich vorher immer – auch in ausführlichen Gesprächen mit dem behandelnden Arzt – darüber klar werden, warum man solch einen Eingriff eigentlich will. Wenn es nur darum geht, einem durch die Medien gehypten Schönheitswahn nachzulaufen, wird sich das rasch klären. Falls es damit begründet wird, dass der Partner dies einfordert und man Angst hat, ansonsten für ihn nicht mehr begehrenswert zu sein oder ihn zu verlieren, sollte man entweder einen Psychotherapeuten zu Rate ziehen oder sich einen anderen Lover suchen.

Wenn es aber so ist, dass man sich selbst in seiner Erotik und in seinen Freiheiten eingeschränkt fühlt, dann ist dies ein guter Grund, sich helfen zu lassen. Denn das Ergebnis fördert das Selbstbewusstsein, sorgt dafür, dass wir mehr Sex-Appeal ausstrahlen, uns anders durch den Alltag bewegen und – je nach Maßnahme – auch mehr Lust beim Sex empfinden.

Busenfreundinnen: Wie wichtig sind die Brüste?

Wenn eine Frau ein tiefes Dekolleté trägt, darf sie natürlich nicht erwarten, dass ihr der Angebetete zuerst tief in die Augen blickt. Denn der Busen zieht Männerblicke erwiesenermaßen magisch an. Diese erotischen Anziehungskräfte sind evolutionär bedingt und können dafür sorgen, dass uns ein Mann hilflos ausgeliefert ist, weil er es rational gar nicht begründen könnte (auch wenn immer noch viele behaupten, sie würden einer Frau zuerst ins Gesicht oder auf die Hände schauen). Manchmal ist es dabei gar nicht so wichtig, ob die Brüste besonders groß oder eher klein sind. Hauptsache, sie versteht sich darauf, ihre beiden »Busenfreundinnen« richtig in Szene zu setzen.

Viele Stars machen es uns mit ihren Auftritten bei der Oscar-Verleihung und anderen Events vor. Zugegeben: Die meisten von ihnen haben sich einer vergrößernden oder straffenden Brust-OP unterzogen. Schließlich siegt ab einem gewissen Alter die Schwerkraft. Und kein Hollywood-Star kann es sich erlauben, mit einem Hängebusen im tief dekolletierten Couture-Kleid über den roten Teppich zu laufen. Dabei haben sich nicht alle unbedingt »Airbags« wie Pamela Anderson verpassen lassen. Gekonnte Straffungen und pralle »Äpfelchen« wie bei Demi Moore waren wahrscheinlich viel teurer. Klar ist: Die meisten Frauen pflegen ein sehr inniges Verhältnis zu ihren Brüsten. Besonders Heidi Klum ist ja dafür bekannt, dass ihr ihre »Busenfreundinnen« sehr ans Herz gewachsen sind. So sehr, dass sie ihnen sogar Namen gegeben hat – wenn auch männliche. Sie nennt sie liebevoll Hans und Franz.

Egal, wie viel Oberweite Sie haben oder nicht haben: Mit der richtigen Haltung und weiblichem Selbstbewusstsein können Sie sich bis ins hohe Alter auf das Verführungspotenzial Ihres Busens verlassen. »Bauch rein, Brust raus!« ist nicht umsonst ein großmütterlicher Befehl an ihre Töchter und Enkelinnen, der nichts an seiner Gültigkeit verloren hat. Wer ständig die Schultern hängen lässt und die Arme vor der Brust verschränkt, signalisiert Demut und Verschlossenheit. »Bauch rein, Brust raus« ist das Signal für weibliche Macht und erotisches Selbstbewusstsein. Und dafür muss sich keine Frau unters Messer legen. Alles eine Frage der Haltung, aber manchmal gar nicht so einfach, wie im Folgenden ersichtlich wird.

Ein 13-jähriger Teenager mit Körbchengröße E fühlt sich in der Schule gemobbt und total unglücklich. Das Mädchen ist sehr sportlich, traut sich aber kaum, das aktiv auszuüben, weil alles »wabbelt« und sie Angst hat, kompromittiert zu werden. Von sommerlichen Ausflügen ins Schwimmbad mit schicken

Bikinis ganz zu schweigen. Sie ist komischen Anspielungen von den – im Gegensatz zu ihr noch eher unterentwickelten – Schulkameraden ausgesetzt, findet aber auch keine Solidarität bei den Mädchen in ihrer Klasse, weil sie von denen eher beneidet wird. Sie ist schon jetzt 1,70m groß, hat extrem lange Beine, langes blondes Haar, und alles spricht dafür, dass sie eine Schönheit wird. Und weil sich alles in der Entwicklung befindet und sich vieles – wie man so schön sagt – »auswachsen« wird, besteht hier überhaupt keine Veranlassung zu einer Brustverkleinerung, nur weil das Mädchen sich jetzt gerade damit besser fühlen würde.

Eine befreundete Journalistin – inzwischen über 50 – hatte als junge Frau ähnliche Probleme, galt aber immer als besonders hübsch. Mit wachsendem Alter hat sie sich mit ihrer überbordenden Oberweite längst selbstbewusst arrangiert und viele Männer vehement ablehnen müssen, die (abgesehen von ihrem Humor) gerade ihre Kurven besonders aufregend fanden. Sie hat sich früher oft überlegt, ob sie sich einer OP für eine Brustverkleinerung unterziehen soll, hat es aber gelassen. Inzwischen ist sie seit Jahren mit einem attraktiven, erfolgreichen Architekten liiert und denkt nicht im Traum daran, je ein Messer an ihre Brüste zu lassen. Wir sehen: Es ist alles eine Frage des Selbstbewusstseins: Mit 13 ist es Unsinn, mit 50 überflüssig.

Aber wenn eine Frau zwischen 20 und 40 wirklich Probleme mit ihrer Oberweite hat – egal ob zu wenig oder zu viel –, lässt sich das inzwischen quasi in Routineoperationen lösen. Statistisch gesehen ist die Nachfrage nach Brustvergrößerungen natürlich viel größer als die nach Verkleinerungen. In Deutschland werden jährlich etwa 20.000 Brustvergrößerungen vorgenommen, und das Alter der Patientinnen sinkt beständig. 2010 waren 68 % unter 25 Jahre alt, 9 % sogar unter 18 (!). Aber jede Frau sollte wissen, dass sie nach einer solchen OP einen Fremdkörper in ihrer Brust trägt. Bei vergrößernden Implantaten sollte man sich darum vorher eingehend erkundigen, ob die verwendeten Silikonkissen auch zuverlässig getestet sind und von einem seriösen Hersteller kommen – gerade nach dem 2012 bekannt gewordenen Skandal um minderwertige Silikonkissen. Weil häufig Risse entstanden sind, konnte das verwendete Silikon-Gel (übrigens billigstes Industriesilikon und für medizinische Zwecke völlig ungeeignet) ins Brustgewebe austreten und hat bei vielen Frauen schwere Entzündungen verursacht. Bisher mussten sich einige tausend Frauen erneut operieren lassen, damit die Silikonkissen wieder entfernt werden konnten. Die Aussichten auf Schadenersatz und Schmerzensgeld sind dabei äußerst gering.

Aber man muss wissen, dass auch medizinisch einwandfreie Implantate nach dem Medizinproduktegesetz in die höchste Risikoklasse eingestuft werden. Kapselfibrosen, sogenannte Silikonome, Asymmetrien, Narben- und Faltenbildungen, Schmerzen und Infektionen kommen immer wieder vor. Außerdem muss man bedenken, dass ein Brustimplantat auch ohne Komplikationen nur eine begrenzte Lebensdauer hat (10 bis 15 Jahre). Das bedeutet, dass sich Frauen mit Silikonkissen meist noch einmal operieren lassen müssen. Und das ist gar nicht so billig. Aber manche Frauen setzen da ihre eigenen Prioritäten. Wie zum Beispiel Daniela Katzenberger, die sich echauffierte: »Ich hab ein Dirndl anprobiert, das sollte 2500 Euro kosten! Unglaublich! Da krieg ich ja eine Brust für!« Aha …

Die Krankenkassen zahlen solche Brustvergrößerungen übrigens in der Regel nicht, es sei denn, es handelt sich um die Rekonstruktion der Brust nach einer Tumor-Operation. Mussten sich Krebspatientinnen bis vor wenigen Jahren noch Brustprothesen aus Silikon in den BH stecken, wird die Brust heute meist chirurgisch wieder aufgebaut. Die gute Nachricht: Ein Silikonkissen behindert die Tumor-Nachsorge und -vorsorge nicht unbedingt, allerdings werden statt der klassischen Mammographien dann eher andere radiologische Techniken eingesetzt. Die Schönheit leidet heutzutage also nach einer Brustkrebsoperation längst nicht mehr so sehr wie früher, wohl aber die Lust. Denn oft werden bei einer Brustrekonstruktion die Brustwarzen versetzt und damit jene Nervenenden zerstört, die sie zu einer der sensibelsten erogenen Zonen der Frau machen. Aber wir wissen ja inzwischen (siehe Kapitel 2), dass unser Körper über so viele erogene Zonen verfügt, dass die meisten Brustkrebspatientinnen diesen eventuellen Verlust verschmerzen können. Sex-Appeal, Lust und Erotik befinden sich bei solchen Erkrankungen auf der Prioritätenliste verständlicherweise zunächst einmal ganz weit unten. Denn hier steht das Leben auf Messers Schneide.

Tiefe Einblicke

Ob es nun mit Jugendwahn, Konkurrenzfähigkeit oder Eitelkeit zu tun hat: Viele Frauen (aber auch Männer) wünschen in den letzten Jahren vermehrt, sich auch »unten rum« verschönern zu lassen. Das hat unter anderem auch mit dem Trend zur Intimrasur (siehe Kapitel 9) zu tun, weil sie den Blick auf das freigibt, was zuvor gnädig vom Schamhaar bedeckt war. Darum wächst der Markt für die sogenannte »Intim-Chirurgie« beständig, und die Scheu der Patienten davor schwindet. Scheidenraffungen und *Schamlippenverkürzungen* gehören bei den Frauen zu den häufigsten Eingriffen im Genitalbereich. Nicht immer sind es rein ästhetische Gründe, die Frauen dazu bewegen. Man kann unter besonders langen, großen Schamlippen sehr leiden, weil sie sich beim Radfahren oder Reiten wundscheuern und beim Tragen von knackigen Jeans oder Bikinis im Weg sind. Oft stören sie auch beim Sex. Andere wünschen sich einen jugendlichen »Look«, weil die Schamlippen altersbedingt erschlafft sind und sie sich sexuell nicht mehr begehrenswert finden.

Auch eine *Scheidenraffung* kann gute medizinische Gründe haben. Denn eine altersbedingte Senkung der Gebärmutter und / oder der Scheide als Folge eines geschwächten Beckenbodens schränkt nicht nur das Lustempfinden ein, sondern kann auch zu Blasenproblemen, Inkontinenz, Schmerzen und anderen Problemen führen. Frauen, die mehrere Geburten hinter sich haben oder unter Übergewicht leiden, können von einer Senkung übrigens früher betroffen sein als andere. Den Spaß am Sex behindert das zwar nicht unbedingt. Aber oft strafft eine Scheidenstraffung auch das Selbstbewusstsein, und Frauen können (abgesehen von Peinlichkeiten, die durch Senkungen von Beckenboden, Blase und Harnwegen entstehen) ihre Erotik wieder intensiver genießen.

Eine meist rein sexuell motivierte Maßnahme ist die *Klitorisvergrößerung*, wobei es sich hierbei nicht wirklich um einen operativen Eingriff handelt. Mit sogenanntem Vakuum-Pumping oder Silikon-Einspritzungen werden die Oberfläche und das Volumen des Kitzlers vergrößert. Das macht die Klitoris beim Sex orgasmusfähiger, allerdings auch extrem sensibel, sodass sie eventuell nur durch das Tragen eines Slips schon dauerhaft stimuliert wird, was im Alltagsleben ja nicht unbedingt immer willkommen ist. Vergleichbar wäre das in etwa so wie ein »Dauerständer« beim Mann.

Apropos Männer: Auch sie wollen natürlich sexuell attraktiv bleiben und gehören zunehmend zu den Kunden von Intimchirurgen – auch wenn sie (noch) nicht so offen damit umgehen wie Frauen. Da werden Penisse operativ verlängert oder verdickt. Und immer öfter müssen die Chirurgen eine *Hodensackerschlaffung* straffen, wenn die Hoden so tief zwischen den Oberschenkeln hängen, dass es die Männer beim Sex stört oder wenn sie Sport treiben oder sie einfach ästhetische Probleme damit haben.

Doch die Risiken bei operativen Eingriffen im Intimbereich werden den Patienten gegenüber oft verharmlost. Manchmal muss man dabei schwerwiegende Funktionsstörungen und Empfindungseinschränkungen in Kauf nehmen. Infektionen, Verwachsungen, Narbenbildungen oder Schmerzen beim Sex können nicht ausgeschlossen werden. Und man muss wissen: »Schönheitschirurg« oder »Intimchirurg« sind keine geschützten Berufsbezeichnungen und garantieren weder eine spezielle Ausbildung noch ausreichende Erfahrungswerte. Darum empfiehlt der Berufsverband der Gynäkologen auf seiner Homepage, bei Intimeingriffen auf die Bezeichnung »Facharzt für plastische und ästhetische Chirurgie« zu achten, die in der Regel staatlich geprüft und vertrauenswürdig ist.

Vor allem sollte man sich darüber im Klaren sein, warum man sich eigentlich unters Messer legen will. Eine rein medizinische Indikation gibt es nämlich in den seltensten Fällen. Oft ist der Wunsch nach einer Intim-OP psychologisch bedingt. Dabei können Depressionen, Sexualstörungen, Selbstbewusstseinsdefizite oder auch partnerschaftliche Probleme bestehen. Und die lassen sich nun einmal nicht unbedingt durch einen »Schnitt« lösen.

Der Slogan »Ich will so bleiben, wie ich bin« ist nicht so falsch. Denn: Eingriffe in die Intimsphäre sind immer ein Risiko.

In der heutigen Gesellschaft darf natürlich jeder tun, was ihm beliebt. Aber wenn der Schönheits- und Jugendwahn dazu führt, dass medizinisch vieles gemacht wird, was der Gesundheit nicht dient, sollte man bei seinen Überlegungen zu Intimeingriffen vielleicht kurz einmal innehalten, um Zweck und

Risiko gegeneinander abzuwägen. Denn: Dass wir alle älter werden – Frauen ebenso wie Männer –, liegt immerhin ins unserer Natur. Zugegeben: Der Werbeslogan »Ich will so bleiben wie ich bin« ist nicht unbedingt jedermanns Sache. Aber wenn wir nicht so bleiben wollen, wie wir sind: Wären wir dann begehrter? Würden wir mehr geliebt? Diese Frage muss letztlich jeder für sich selbst klären – und die Folgen tragen. Das gilt sowohl für die Risiken als auch für die Kosten, die die Krankenkasse in den seltensten Fällen übernimmt. So oder so: Eine Operation unter der Gürtellinie ist und bleibt immer riskant.

Frauen, die echte, lebensbedrohliche Probleme haben, können über solche intimen Eitelkeiten oft nur milde lächeln. Nach einer krebsbedingten Total-OP von Gebärmutter und Gebärmutterhals haben manche Patientinnen die zuvor beschriebenen Probleme einer Senkung. In solchen Fällen kann eine Scheidenstraffung sogar medizinisch notwendig sein. Viele haben nach einem solch einschneidenden Eingriff verständlicherweise Angst, ihre Sexualität nicht mehr leben zu können und dass ihr Lustempfinden damit quasi »wegoperiert« sei. Tatsächlich erleben etwa 20 % der Patientinnen nach einer Total-OP ein eingeschränktes Lustempfinden und natürlich Schmerzen beim Sex.

Das kann sich aber mit der Zeit auch alles wieder ändern. Denn unser Lustempfinden ist nicht zwangsläufig an das Vorhandensein der Gebärmutter geknüpft. Die Rezeptoren der Nervenzellen an der Klitoris, am G-Punkt und anderen erogenen Zonen unseres Körpers bleiben ebenso empfänglich wie vorher. Und: Unser Körper kann in jeder Phase immer noch dazulernen. Das gilt für unser Gehirn ebenso wie für alle anderen anatomischen Bereiche, die das erotische Empfinden steuern. Nicht umsonst findet Sex bekanntlich im Kopf statt (siehe Kapitel 5 und 6).

Männer, denen nach einer Krebsoperation die Prostata entfernt wurde, haben da in der Regel größere Probleme, weil dann kein Samenerguss mehr stattfinden kann. Damit sind sie unfruchtbar. Einen Orgasmus können jedoch die meisten Patienten nach Abschluss der Wundheilung wieder erleben. Und es kann – je nach Alter bei der OP – auch die Erektionsfähigkeit (mit Einschränkungen) erhalten bleiben. Die Libido ist durch eine solch einschneidende Operation allerdings häufig nachhaltig gestört und spielt für das Paar oft erst nach vollständiger Wiederherstellung der Gesundheit wieder eine Rolle. Es muss sich seinen Weg zu sexueller Lust dann meist ganz neu erarbeiten.

Viele Männer lassen sich aber auch mit einem kleinen chirurgischen Eingriff, der *Vasektomie,* bei der die Samenleiter durchtrennt werden, freiwillig sterilisieren. Manchmal, weil sie sich gar keine Kinder wünschen, oft aber auch, weil ihre Kinder bereits »aus dem Gröbsten raus« sind und sie ihr Liebesleben genießen möchten, ohne weitere Folgen tragen zu müssen. Der Eingriff erfolgt ambulant und ist in der Regel risikoarm. Eine Beeinträchtigung der Sexualität durch die Sterilisation braucht niemand zu befürchten. Denn die Ergussmenge bleibt auch ohne die Samen fast gleich, da die größte Menge der Flüssigkeit aus der Vorsteherdrüse und dem Samenbläschen stammt. Weder die Hormonproduktion im Hoden noch die Erektionsfähigkeit oder das sexuelle Verlangen werden durch den Eingriff beeinflusst. Eine der wenigen OPs, die Genuss ohne Reue garantiert … Allerdings haben manche danach sexuelle Probleme, die psychisch bedingt sind.

Mikrobenalarm: Kleine Störenfriede für die Lust

Keime, Bakterien, Pilze und Viren können immer wieder Infektionen und Krankheitsbilder im Genitalbereich auslösen. Niemand ist davor gefeit, und manchmal schützen selbst Kondome nicht. Das ist einerseits ganz natürlich, weil beim Geschlechtsverkehr ein Austausch von Körperflüssigkeiten stattfindet, bei dem keiner von uns – selbst bei peinlichster Hygiene und intensivsten Vorkehrungen – die Kontrolle über die Ausbreitung und Wirkung dieser Mikroben hat. Manchmal kann man sich aber auch ganz ohne Sex auf öffentlichen Toiletten, in der Sauna oder bei bloßem Hautkontakt infizieren. Egal ob im inneren oder äußeren Genitalbereich: Es gibt neben den im Folgenden genannten immer wieder verschiedenste Erkrankungen, Infektionen und Irritationen. Oftmals lässt sich da ganz schnell helfen. Also: Bei Befindlichkeitsstörungen, Schmerzen, Juckreiz oder Unlust auf Sex lieber gleich mal den Frauenarzt aufsuchen. Meistens ist es halb so schlimm.

So haben Dreiviertel aller Frauen mindestens einmal im Leben eine *Scheidenpilzinfektion,* meistens öfter. Candida albicans heißt der Kandidat in vielen Fällen. Dieser Pilz macht es sich nicht nur im Darm gemütlich, sondern auch in der Scheide. Hier wie dort verursacht er eine lästige Pilzinfektion. Im Unterschied zu vielen anderen sexuell übertragenen Krankheitserregern muss der Erreger dabei nicht unbedingt vom Partner kommen. Candida albicans zählt zu den normalen Bewohnern der Schleimhaut und lebt auch in Mund und Rachen. Wie er zum Bösewicht wird, ist nicht genau bekannt. Aber peinlich braucht der Pilz wahrlich niemandem zu sein. Typisch sind ein starker Juckreiz und ein Brennen der Schleimhäute. Aufgrund von Schmerzen kann nun der Sex zu einer quälenden Angelegenheit werden und die Lust einem ganz schön vergehen. Dem Erreger kann jedoch mit speziellen Pilzzäpfchen und Cremes der Garaus gemacht werden, und die Flora der Vagina regeneriert sich dann meist sehr schnell. Nur im schlimmsten Fall sind Tabletten notwendig. Häufig kommt es übrigens nach einer Therapie mit Antibiotika zu einem Pilzbefall, der die Scheidenflora in Mitleidenschaft zieht.

Fast 40% aller Scheideninfektionen im geschlechtsreifen Alter, auch *bakterielle Vaginose* genannt, haben ihre Ursache in Bakterien wie unter anderem der Gardnerella vaginalis. Diese Keime gehören zwar zu den gewöhnlichen Bewohnern der Vagina. Sobald aber die Mikrobenflora aus dem Gleichgewicht gerät, kann Gardnerella vaginalis Unheil stiften: Nach einigen Tagen beginnt es im Intimbereich zu brennen und zu jucken. Die Scheide nässt. Viele Frauen registrieren einen stärkeren, fischartig riechenden, oft milchigen Ausfluss. Gefährlich ist das nicht, es sei denn in der Schwangerschaft, weil die Bakterien das Risiko für eine Frühgeburt erhöhen. In der Regel lassen sich die Keime aber gut mit Scheidenzäpfchen behandeln. Manchmal genügt auch eine »Einbalsamierung« mit Joghurt. Übrigens: An Männern gehen die Bakterien spurlos vorüber. Sie übertragen aber die Keime beim Geschlechtsverkehr.

Hinter *Trichomoniasis* stecken weder Bakterien noch Pilze oder Viren. Es ist dieses Mal ein Geißeltierchen, Trichomonas vaginalis, das es sich in der Harnröhre des Mannes und in der Scheide der Frau bequem macht und den beiden dabei unbequem wird. Der Einzeller peinigt mit extremem Juckreiz und Ausfluss (Fluor vaginalis) bis hin zu einer blutenden Vagina. Bei ihm können sich Harnröhre, Eichel und Prostata entzünden. Obwohl die Trichomoniasis selten von sich reden macht, ist sie doch eine der häufigsten Geschlechtskrankheiten. Es gibt weltweit 170 Millionen Neuinfektionen pro Jahr. Der Frauenarzt kann die Erkrankung mit einem Abstrich entdecken. Dank des Arzneimittels Metronidazol verschwindet der Parasit dann in fünf bis sechs Tagen wieder. Um einen Ping-Pong-Effekt zu vermeiden, sollte der Partner unbedingt mitbehandelt werden.

»Tripper« klingt nach häufigem und ständig wechselndem Geschlechtsverkehr, nach obskuren Bordellen und sexuellen Abseiten. Dabei ist die auch als »Gonorrhoe« bekannte Geschlechtskrankheit häufiger, als man meint. Auch dahinter steckt ein Bakterium: Neisseria gonorrhoeae. Es heftet sich an die Schleimhautzellen der Harnröhre und des Gebärmutterhalses. Schon nach drei bis fünf Tagen bricht die Erkrankung aus: Beim Mann entzündet sich die Harnröhre mit eitrigem Ausfluss. Das Wasserlassen wird von starken Schmerzen begleitet. Der Penis »tropft« (engl: drip), woher auch der Name »Tripper« kommt. Bei Frauen ist Ausfluss noch das geringste Übel. Oft vermehren sich die Eindringlinge, die Gonokokken, auch im Gebärmutterhals und rufen dort ebenfalls eitrige Entzündungen hervor. Im schlimmsten Fall können die Eileiter verkleben, eine Schwangerschaft bleibt für immer verwehrt. Gonokokken breiten sich beim Kontakt mit der infizierten Schleimhaut aus: Übertragungsgefahr besteht also sowohl zum ungeborenen Kind als auch bei allen Sexpraktiken ohne Kondom.

In der Regel kann ein »Tripper« durch einen einfachen Abstrich festgestellt werden. Bei Männern gestaltet sich der Nachweis in der Praxis allerdings sehr viel leichter als bei Frauen. Behandelt wird die Gonorrhoe mit Antibiotika. Allerdings sind Mittel wie Penicillin längst nicht mehr ausreichend, weil die Bakterien inzwischen Resistenzen entwickelt haben, auf die nur noch bestimmte Antibiotika ansprechen. Angst haben muss man trotzdem nicht: Erstens ist die Erkrankung behandelbar und zweitens sind in Deutschland laut *Robert-Koch-Institut* nur etwa 10.000 bis 20.000 Fälle bekannt. Trotzdem: Wer einen Verdacht hat, sollte lieber gleich zum Arzt gehen.

Man muss kein Feigling sein, um sich sogenannte *»Feigwarzen«* einzuhandeln: Das geschieht sehr häufig und ist ein Befall von sogenannten Humanpapillomviren. Dieser ist unter Jugendlichen weit verbreitet, kann aber in jedem Alter vorkommen. Die Viren verursachen Warzen und kleine Geschwülste am Scheideneingang, an den Schamlippen und manchmal auch in der Analregion, in der Vagina oder in der Harnröhre. Oft entstehen dabei sogar »Beete« aus Tumor-Ansammlungen. Das klingt gruselig, ist aber meistens halb so schlimm. Feigwarzen machen sich mitunter durch mehr oder minder starkes Jucken, Brennen oder auch Schmerzen bemerkbar. Häufig verursachen sie aber keine Beschwerden und bleiben daher lange unbemerkt. Die Viren werden meist beim ungeschützten Sex weitergegeben. Sie verlassen auch bei bloßem Hautkontakt ihren Wirt und suchen sich einen neuen »Nistplatz«. Allerdings können die Wucherungen manchmal auch aufbrechen und starke Blutungen verursachen.

Insgesamt ist diese Erkrankung aber selbst unbehandelt nicht gefährlich oder gar tödlich, kann jedoch einen starken Einfluss auf das Lustempfinden beim Sex haben. In den meisten Fällen bilden sich die Feigwarzen von selbst wieder zurück. Ansonsten kann man sich die Wucherungen mit Medikamenten oder Laser entfernen lassen. Nur ein sehr kleiner Teil der infizierten Frauen entwickelt später eine bösartige Geschwulst. Seit 2006 können sich Jungen und Mädchen übrigens auch vorbeugend gegen Humanpapillomviren impfen lassen. Was das auf Dauer bringt, weiß noch niemand.

Apropos Viren: Jeder kennt Leute mit Lippenherpes. Er ist weit verbreitet, wird hervorgerufen durch das Virus Herpes simplex1 und zeigt sich mit roten Bläschen an den Mundwinkeln und Lippenkonturen. Aber wussten Sie, dass es auch *Genitalherpes* gibt? Ein verwandter Virenstamm, Herpes simplex2, löst ähnliche Bläschen an der Scheide aus oder auch am Penis.

Meist juckt und schmerzt die Haut noch dazu. Die Schmerzen können extreme Ausmaße annehmen. Aber in der Regel klingen die Beschwerden nach einigen Tagen ab. Allerdings überleben die Viren in den Nervenzellen. Daher kann die Krankheit bei Stress oder Erkältung jederzeit wieder auftreten. Etwa ein Drittel der Infizierten leiden ein Leben lang unter regelmäßigen Schüben. Viele fangen sich den Virus beim Sex ein. Manchmal genügt die Behandlung mit einer Anti-Viren-Salbe, oft wird aber eine Therapie mit Tabletten oder sogar Infusionen notwendig.

»*Chlamydien*«, das klingt irgendwie geheimnisvoll, so als handele es sich um sybillinische Prophezeiungen antiker Priesterinnen. Tatsächlich geht es dabei um ganz profane Bakterien. Chlamydieninfektionen sind bei jungen Frauen sehr häufig. Geschätzt wird, dass sich jede zehnte mit diesen Bakterien ansteckt. Zwar fallen diese Keime zunächst oft nicht auf, weil keine Symptome auftreten. Aber wenn sich Jahre später Schmerzen im Unterleib bemerkbar machen, kann es oft zu spät sein. Denn dann können die Bakterien bereits die Eileiter verklebt haben, und Unfruchtbarkeit ist die Folge. Viele unfreiwillig kinderlos gebliebene Frauen sind Opfer solcher Chlamydien. Falls Chlamydien gefunden werden, kann man ihnen in der Regel problemlos mit Antibiotika den Garaus machen. Allerdings sollte auch der Partner dann einen Arzt zum selben Zweck aufsuchen, damit die Keime nicht wieder zurückübertragen werden können.

Schwere körperliche Schäden hingegen kann die *Syphilis* anrichten. Giacomo Casanova, Friedrich Nietzsche, Paul Gaugin und Charles Baudelaire sollen daran gelitten haben. Die »Lustseuche« von einst galt schon fast als besiegt, ist in den vergangenen Jahren aber zurückgekehrt. Schuld an der Syphilis ist das Bakterium Treponema pallidum, das nicht nur beim Geschlechtsverkehr, sondern auch beim Oralsex übertragen wird. Drei bis vier Wochen nach einem folgenschweren Intermezzo bildet sich an der Infektionsstelle ein schmerzloses Geschwür, dessen Rand verhärtet ist. Einen Monat später kommen Fieber, Kopf- und Gliederschmerzen dazu. Man könnte es für eine Grippe halten, wären da nicht braunrosa Knötchen, die schließlich nässen. In diesem Stadium ist die Krankheit hochinfektiös und kann sehr leicht übertragen werden – allein durch bloßen Hautkontakt. Dadurch kann sich die Syphilis auch an untypischen Stellen – etwa am Bein oder am Hals – mit Wucherungen zeigen.

Viele behaupten, der sogenannte »Spanische Kragen«, diese typische Halskrause, die man auf vielen Gemälden sieht, sei im Barock nur deshalb in Mode gekommen, weil sie die ansonsten für jeden sichtbar gewordenen Syphilis-Knötchen gnädig verbarg.

Unbehandelt kann die Syphilis viele Organe schädigen und zum Tod führen. Dank Penicillin gibt es diese schweren Formen zum Glück kaum noch. Allerdings infizieren sich laut *Robert-Koch-Institut* allein in Deutschland immer noch rund 2700 Menschen pro Jahr, vor allem homosexuelle Männer. Bei vielen ist die Gefahr, die von der Syphilis ausgeht, in den Hintergrund gerückt und von der Angst vor AIDS abgelöst worden. Die Devise »Mehr Kondome, weniger Partner« bannt damit nicht nur die Gefahr, sich mit dem HI-Virus zu infizieren, sondern auch die, an Syphilis zu erkranken.

Die Immunschwächekrankheit *AIDS* ist nach wie vor die gefährlichste aller Geschlechtskrankheiten. Das auslösende HI-Virus verbreitet sich beim Sex über kleine Risse in der Schleimhaut. Besonders riskant ist, wie schon erwähnt, Analverkehr ohne Kondom, da die Darmwand leichter einreißt. Vaginalverkehr steht an zweiter Stelle. Zwei bis sechs Wochen nach der Infektion klagen Betroffene über Fieber, geschwollene Lymphknoten und Übelkeit. Diese Symptome klingen jedoch wieder ab. Für einige Jahre treiben die HI-Viren dann im Stillen ihr Unwesen. Erst viel später bricht die eigentliche Krankheit AIDS aus: Das durch den Virus geschwächte Immunsystem kann sich nicht mehr gegen ansonsten harmlose Erreger wehren. Eine Heilung gibt es bis heute nicht. Eine Kombination aus mehreren Arzneien (die sogenannte Haart-Therapie) kann den Ausbruch der Krankheit sehr lange unterdrücken. Heute können HIV-Infizierte damit jahrzehntelang weiterleben.

Myome, Zysten, Endometriose? Kein Grund zur Panik!

In der Gebärmutter entstehen immer wieder verschiedene »Gewächse«, Wucherungen, die uns bei der Diagnose durch den Frauenarzt zunächst Angst machen. Aber in den meisten Fällen sind sie gutartig und relativ einfach behandelbar.

Schätzungsweise jede vierte Frau über 30 und jede dritte über 40 hat zum Beispiel *Myome*. Dabei handelt es sich um gutartige Muskelwucherungen in der Gebärmutter. Sie können an verschiedenen Stellen der Gebärmuttermuskulatur entstehen und eine Größe von wenigen Millimetern bis zu einigen Zentimetern haben. Myome können in der Muskulatur bleiben oder aus der Gebärmutterwand herausragen. Bei manchen Frauen werden sie so groß, dass sie über den Bauchnabel gehen. Sie können einzeln oder in größerer Anzahl auftreten. In den meisten Fällen sind sie völlig harmlos. Viele betroffene Frauen spüren nichts von den Myomen und wissen nicht einmal, dass sie welche haben. Meist werden sie erst bei einer Routineuntersuchung (Tastbefund oder Ultraschall) durch den Frauenarzt entdeckt.

Es wird vermutet, dass ein Östrogen-Gestagen-Ungleichgewicht mit einer Östrogendominanz für die Entstehung von Myomen verantwortlich ist. Denn während sie bei Frauen in gebärfähigem Alter häufiger auftauchen, sind sie bei Mädchen vor der Pubertät und bei Frauen in den Wechseljahren – also in Lebensphasen mit relativ geringer Östrogenausschüttung – eher selten.

Manchmal können Myome die Regelblutung so extrem verstärken, dass es zu einer Blutarmut kommt. Wenn sie stark wachsen, können sie in Ausnahmefällen auch den Harnleiter abdrücken, eine Schwangerschaft verhindern oder bei Schwangeren eine Frühgeburt auslösen. Aber diese Fälle sind sehr unwahrscheinlich, ebenso wie das Risiko, dass Myome »entarten« und sich zu Krebsgeschwüren auswachsen. Neue Erkenntnisse haben ergeben, dass Myome oft auch seelische Ursachen haben. So hat man festgestellt, dass sie häufig stressbedingt auftreten, zum Beispiel dann, wenn Frauen durch Beruf und Familie doppelt belastet sind oder sich mit dem Partner über die Frage »Schwangerschaft oder nicht« nicht einigen können.

Myome, Zysten & Co.? Keine Angst. Inzwischen gibt es viele alternative Behandlungsmethoden.

Früher haben Ärzte ihren Patientinnen mit Myomen oft empfohlen, sich die Gewächse operativ »herausschälen« oder gar sich die Gebärmutter entfernen zu lassen. Das ist in den meisten Fällen völlig unnötig. Heute können naturheilkundliche und hormonelle Therapien helfen, dass Myome sich zurückbilden oder nicht weiter wachsen. Eine relativ neue Methode, um Myome gefahrlos und schmerzarm zu entfernen, ist der sogenannte »fokussierte Ultraschall«, der mithilfe eines Magnet-Resonanz-Tomografen die unerwünscht wuchernden Gewebezellen gezielt durch Schallwellen zerstört. Kleinere Myome werden auch »embolisiert«. Dabei schieben die Ärzte einen kleinen Schlauch über die Leiste durch die Beckenarterie bis an die Stelle, wo sich das Blutgefäß in das Myom hineinverzweigt. Über den Schlauch werden winzige Kunststoffkügelchen eingeleitet, die die Nährstoffzufuhr für die Myome blockieren und sie schrumpfen lassen. Der Eingriff erfolgt unter örtlicher Betäubung, dauert ein bis zwei Stunden, und man muss zur Beobachtung 48 Stunden lang im Krankenhaus bleiben.

In der Regel ist bei kleinen Myomen ein ganzheitlicher Therapieansatz oft sinnvoller. So gilt in der Traditionellen Chinesischen Medizin (TCM) ein Myom meist als Anzeichen für eine Überforderung des Leber-Meridians und gestaute körperliche und seelische Energien. Akupunktur, Arzneitees, entspannende Bewegungstherapien wie Qigong oder Tai Chi, Akupunktur, eine Ernährungsumstellung und auch homöopathische Kügelchen (die man individuell bestimmen kann) können dann manchmal schon dafür sorgen, dass sich die Myome von ganz allein wieder zurückbilden.

Auch *Zysten* am Eierstock sind in der Regel kein Grund zur Besorgnis. Sie können sich bei jeder geschlechtsreifen Frau bilden, und zwar meist als Folge einer hormonellen Veränderung, zum Beispiel kurz nach der Pubertät oder vor Beginn der Wechseljahre. Bei diesen Zysten handelt es sich um mit Flüssigkeit gefüllte Blasen, die sich an den Eierstöcken bilden und in 98 % aller Fälle gutartig sind. In der Regel findet der Frauenarzt sie zufällig bei einer Routineuntersuchung, weil sie selten Beschwerden machen. Wenn doch, können sie ziehende Unterleibs- und Rückenschmerzen verursachen, zu Schmerzen beim Stuhlgang und zu Verstopfung führen oder auch zu Schmerzen beim Geschlechtsverkehr und während der Regelblutung.

In seltenen Fällen kann es vorkommen, dass eine Zyste platzt. Das führt zwar akut zu starken Schmerzen und Übelkeit, allerdings lassen die Symptome meist schnell wieder nach. Gefährlich ist das für gewöhnlich nicht. Denn die Flüssigkeit aus dem Inneren der geplatzten Zyste wird vom Gewebe aufgenommen und absorbiert. Funktionelle Zysten bilden sich in den meisten Fällen nach einer Weile von selbst zurück. Verursachen sie keine Beschwerden, reicht es daher meist aus, zwei bis vier Monate abzuwarten und sich nach jeder Regelblutung vom Arzt untersuchen zu lassen. Verschwindet die Zyste nicht von selbst oder verursacht sie Beschwerden, kann eine naturheilkundliche, homöopathische oder hormonelle Therapie (zum Beispiel durch Gabe der Pille) helfen. Bildet sich die Zyste auch dann noch nicht zurück oder besteht der Verdacht, sie könnte bösartig sein, sollte sie operativ entfernt werden.

Dermoidzysten (extrem große Zysten mit verschiedenen Gewebsanteilen) und mehrkammerige Zystadenome (gutartige Tumore mit starkem Wachstumspotential) werden stets vorsorglich entfernt, damit sie nicht entarten können. Das geschieht heute in der Regel per Bauchspiegelung. Bei den meisten Eierstockzysten handelt es sich allerdings um harmlose, sogenannte »funktionelle Zysten«, die durch Hormonschwankungen entstehen.

Endometriose? Was ist das eigentlich? Laut der *Endometriose-Vereinigung Deutschland e.V.* ist es eine der häufigsten gynäkologischen Erkrankungen von Frauen, die aber immer noch zu wenig Beachtung findet. Dabei handelt es sich um meist gutartige Wucherungen des Gewebes der Gebärmutterschleimhaut (Endometrium), die sich aber auch außerhalb der Gebärmutterschleimhaut, zum Beispiel in der Muskulatur, an den Eierstöcken und den Eileitern, im Darm, an benachbarten Organen wie der Blase, am Bauchfell oder im Beckenraum ansiedeln können. In seltenen Fällen sind auch andere Organe und Körperregionen betroffen, wie beispielsweise die Lunge, die Gelenke oder das Gehirn. Prinzipiell können solche Endometriosen – ausgehend von der Gebärmutterschleimhaut – an jede Stelle des Körpers versprengt werden wie die Ladung einer Schrotflinte.

In den meisten Fällen werden diese Endometriosenherde – egal ob versprengt oder nicht – von den Hormonen des Monatszyklus beeinflusst. So können die Herde zyklisch wachsen und bluten. Damit verbunden sind oft krampfartige Schmerzen im Unterleibsbereich sowie chronische Bauch- und auch Rückenschmerzen. Die Folge davon sind Entzündungsreaktionen, die Bildung von Zysten und die Entstehung von Vernarbungen und Verwachsungen. Der Krankheitsverlauf ist von Fall zu Fall verschieden. Dabei stehen die Beschwerden nicht immer im direkten Verhältnis zum Grad der Ausbreitung der Endometriose.

Je nach Ausprägung und Lokalisation gibt es mehrere Behandlungsmöglichkeiten. Auch das Alter der Patientin und ein eventuell bestehender Kinderwunsch spielen dabei eine Rolle. Bei einem Teil der Frauen, die ungewollt kinderlos bleiben, steckt eine Endometriose dahinter. Wegen des oft diffusen Krankheitsbildes sind auch die Behandlungsmöglichkeiten breit gefächert. Zur Auswahl steht der Einsatz von Medikamenten (vor allem gegen die Schmerzen, allerdings ohne ursächliche Wirkung), Hormontherapien mit der Pille, mit Gestagenen, Danazol und GnRH-Analoga (versetzt den weiblichen Körper in einen Zustand wie in der Menopause) und falls notwendig auch ein operativer Eingriff mit elektrischem Strom, Laser oder Skalpell (meistens endoskopisch). Alle diese Therapiemöglichkeiten sind – je nach Fall – untereinander individuell kombinierbar.

Aber generell gilt: Je früher behandelt wird, desto besser sind die Aussichten auf Beschwerdefreiheit und Heilung. Da Endometriose eine sehr komplexe Erkrankung ist, können die Symptome und Folgen sehr vielfältig sein. Ab Eintritt der Regelblutung bis zu den Wechseljahren, aber auch noch danach, können

Frauen von der Krankheit betroffen sein. Nach Schätzungen leiden etwa 7 bis 15% aller Frauen im geschlechtsreifen Alter an Endometriose. Das sind in Deutschland etwa 2 bis 6 Mio. Frauen. Mehr als 30.000 Frauen erkranken jährlich daran. Leider wird die Endometriose immer noch viel zu wenig beachtet, und es vergehen vom Auftreten der ersten Symptome bis zur Diagnosestellung im Durchschnitt 6 Jahre. Lebensgefährlich sind diese Wucherungen aber meist ebenso wenig wie Zysten oder Myome.

Viele haben Angst vor der regelmäßigen Routineuntersuchung beim Gynäkologen, weil sie sich vor unliebsamen »Entdeckungen« fürchten. Zu wissen, dass viele Frauen an ähnlichen Symptomen leiden und der Körper auch mit unerwünschten Infektionen und Wucherungen aufwarten kann, ohne dabei grundsätzlich etwas Böses im Schilde führen zu müssen, kann vielleicht dazu beitragen, einige Hemmschwellen zu beseitigen. Die Wahrscheinlichkeit, dass dabei ein Krebsgeschwür oder ein HI-Virus entdeckt wird, ist denkbar gering. Und selbst wenn: Je früher man solchen Unholden auf die Spur kommt, desto besser. Die medizinischen Möglichkeiten sind inzwischen so vielfältig, dass selbst Gebärmutterhalskrebs oder AIDS nicht mehr zum Tod führen müssen. In den meisten Fällen sind es jedoch eher harmlose Unruhestifter, die Schmerzen verursachen und einem die Lust verleiden, denen man aber medizinisch oft ganz einfach das Handwerk legen kann.

Und noch ein Tipp: Lassen Sie sich von Ihrem Gynäkologen – sosehr Sie ihm oder ihr auch vertrauen – zu keiner Therapie überreden, von der Sie nicht hundertprozentig überzeugt sind. Jeder Patient hat das Recht, sich eine zweite oder auch dritte Meinung einzuholen, bevor er sich entscheidet.

Aus meiner Sprechstunde

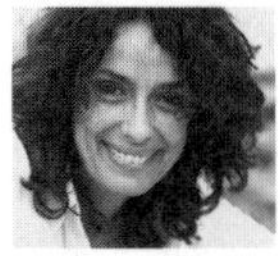

1. Scham ist ein schlechter Ratgeber

Eine 28-jährige Patientin findet ihre Schamlippen zu groß. Sie muss im Sommer ständig darauf achten, dass sie beim Baden nicht aus dem Bikinihöschen hervorblitzen, und außerdem verursachen sie ihr Schmerzen beim Fahrradfahren, bei anderen sportlichen Aktivitäten oder beim Tragen von engen Jeans. Durch Furcht vor geschmacklosen Kommentaren von Männern im Bett und vor ungewollten, peinlichen Situationen ist sie in ihrem Leben nachhaltig eingeschränkt. Nach langen Überlegungen und eingehenden Gesprächen entschloss sie sich zu einem verkleinernden chirurgischen Eingriff. Seitdem kann sie ihren Alltag uneingeschränkt genießen, bewegt sich freier und ist selbstbewusster geworden – auch beim Sex.

2. Zu viel Oberweite wünscht sich nicht jede Frau

Eine 25-jährige Patientin leidet sehr unter ihrer großen Oberweite (Körbchengröße G). Sie traut sich nicht, ins Schwimmbad oder in die Sauna zu gehen und hat sogar Hemmungen, sich ihrem Freund gegenüber nackt zu zeigen. Den stört das zwar gar nicht (im Gegenteil), aber die junge Frau empfindet ihren »Vorbau« als extreme Einschränkung. Das hat negative Folgen auf ihre Psyche und ihr Selbstbewusstsein. Sie entschloss sich deshalb zu einer chirurgischen Brustverkleinerung. Seitdem kann sie selbstbewusster auftreten und hat auch mehr Spaß am Sex.

3. Krebs: Eine Diagnose, die vieles ändert

Bei einer 35-jährigen Frau wird ein Gebärmutterhalskrebs diagnostiziert. Dass diese Tumorerkrankung in so jungen Jahren auftritt, ist für sie sehr tragisch, weil sie sich immer eine Familie und Kinder gewünscht hat. Sie lässt sich operieren und akzeptiert die Tatsache, kehrt aber der ersehnten Familienidylle aus Enttäuschung komplett den Rücken, verlässt ihren Partner und wandert in die Sado-Maso-Szene ab.

4. Nicht immer sind es »Glückspilze« ...

Eine 38-jährige Patientin kam in die Praxis und klagte über fehlende Feuchtigkeit in der Scheide und Schmerzen beim Sex. Sie konnte nur noch mit Gleitmittel oder meist gar nicht mehr mit ihrem Mann schlafen. Das hatte ihr die Lust auf Sex ziemlich verleidet, was sie richtig unglücklich machte. Bei der Untersuchung stellte sich eine Pilzinfektion heraus. Als diese behandelt war – ganz einfach mit Pilzzäpfchen und einer antimykotischen Creme –, verschwanden die Beschwerden, und sie konnte ihre Sexualität wieder voll genießen.

5. Bakterien? Am besten die Quelle im Keim ersticken

Eine 33-jährige Patientin litt wiederkehrend unter verschiedenen Scheideninfekten, trotz Therapie. Ich schickte daraufhin ihren Mann zum Urologen, da ich den Verdacht hatte, dass er sie infizierte. Dort stellte sich heraus, dass er neben seiner Frau eine Freundin hatte, bei der er sich infizierte. Natürlich steckte er auf diese Weise seine Frau immer aufs Neue an. So kam durch eine harmlose Scheideninfektion das Fremdgehen ihres Mannes heraus, von dem sie sich dann auch sofort trennte.

6. Schmerzhafte Wucherungen

Eine 46-jährige Patientin beklagte immer wieder Schmerzen beim Geschlechtsverkehr und konnte sich nicht erklären, woher sie kamen. Nach eingehenden Untersuchungen wurde eine Endometriose festgestellt. Nachdem eine Hormontherapie nicht anschlug, musste sie operiert werden. Der Eingriff erfolgte ambulant und war auch nachhaltig sehr effizient, weil die Endometriose lokal begrenzt war. Seitdem ist die Frau schmerzfrei und kann ihre Sexualität wieder uneingeschränkt genießen.

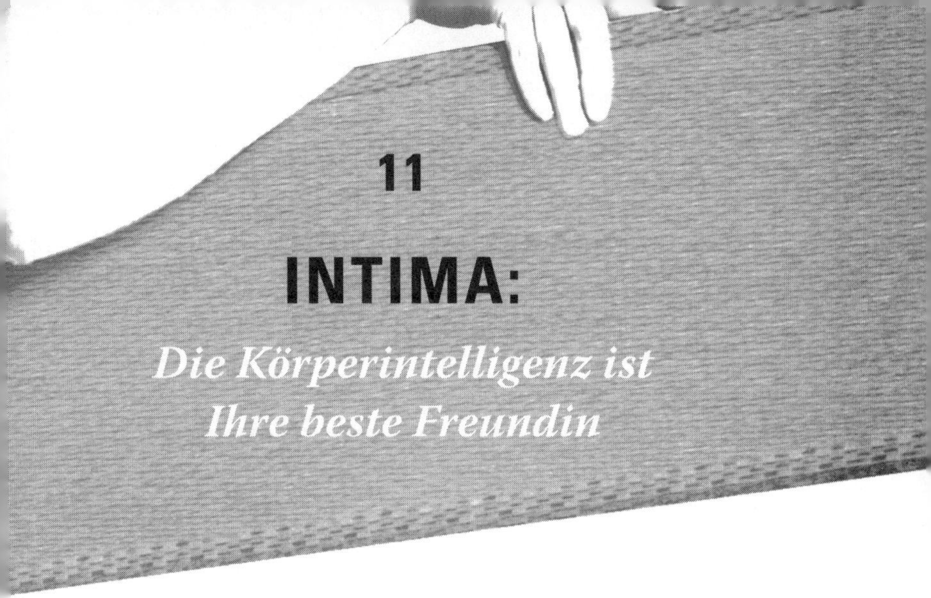

11

INTIMA:

Die Körperintelligenz ist Ihre beste Freundin

Lust ist Lebensenergie: Jeder bestimmt darüber, was ihm gefällt

»Liebe ist die Antwort«, hat Woody Allen gesagt. »Aber während man auf sie wartet, stellt der Sex ein paar ganz gute Fragen.« Und da ist etwas dran. Einige dieser Fragen habe ich in diesem Buch versucht zu thematisieren. Dabei verstehe ich mich nicht nur als Gynäkologin, sondern auch als Vertraute für Frauen, die ganz intime Fragen haben, wenn es mit der Liebe, ihrer Sexualität und ihrem Lustempfinden nicht so läuft, wie sie es sich wünschen würden. Haben Sie alles gelesen? Dann wissen Sie auch, dass Sie sich keine Gedanken machen müssen, wenn Sie nicht unbedingt auf Bondage oder Analsex stehen, wenn Sie mal eine Zyste am Eierstock haben oder keinen Orgasmus. Sie haben gelernt, dass Sie nicht immer in High-Heels und Minikleidern »aufschlagen« müssen, um begehrenswert zu sein. Manchmal erfüllen Jogging-Anzug und dicke Socken denselben Zweck. Und es ist vielleicht klar geworden, dass die

Mikrobiologie unter Umständen mehr Einfluss auf das Wohl und Wehe einer Beziehung hat, als uns lieb wäre.

Oft ist unser Körper klüger, als wir denken. Er lässt uns ganz intuitiv auf erotische Reize reagieren und blockiert, wenn etwas nicht stimmt. Darum ist es so ungemein wichtig, unsere Körperintelligenz zu schulen und auf sie zu hören. Letztlich ist sie die *intima* (lat. = innig, das Innerste) – die Busenfreundin und Vertraute, mit der wir uns ständig austauschen und auf deren Urteil wir uns verlassen können.

Die meisten von uns fühlen sich sehr wohl in ihrer Beziehung mit dem Partner und suchen vielleicht lediglich nach neuen Kicks, damit die Erotik interessant bleibt. Aber Ausnahmen bestätigen bekanntlich die Regel: Obwohl die meisten von uns gar nicht die Absicht haben, regelmäßig Swingerclubs zu besuchen, hochkomplizierte Kamasutra-Stellungen auszuprobieren oder sich als Domina zu betätigen, finden sich manche dennoch in diesen Situationen wieder und versuchen, sich mit diesen Erfahrungen neu zu definieren oder ihren erotischen Sehnsüchten Ausdruck zu verleihen. Oftmals heißt das, dass wir mit unserem erotischen Alltag unzufrieden sind. Oft ist es aber auch so, dass das Vertrauen zum Partner so groß ist, dass man sich gemeinsam auf solche »Lustexpeditionen« begeben kann – egal in welchem Alter.

Allerdings: Extreme können zwar unsere Fantasien beflügeln, sind aber in den wenigsten Fällen eine Garantie für die dauerhafte Erfüllung unserer Sehnsüchte. Strenge Diäten und Fitnesstraining für eine perfekte Figur, Schönheitschirurgie für straffe Gesichtskonturen und ideale Körpermaße sind übrigens ebenfalls keine Garantie für ein erfülltes Liebesleben. In meiner Praxis erlebe ich sehr oft, dass höchst attraktive Frauen, zum Teil wirkliche Schönheiten, sexuell sehr unglücklich sind, während auf den ersten Blick weniger reizvolle Frauen, denen in der Hektik des Alltags ihr Äußeres nicht so wichtig ist, sexuell oft sehr erfüllt und befriedigt sind. Professor Dr. Uwe Hartmann,

Leiter der Abteilung für klinische Psychologie und Sexualmedizin der Medizinischen Hochschule in Hannover, bestätigt das, indem er sagt: »Hochleistungssex ist nicht immer angebracht. Manchmal muss der Sex für ein Paar lediglich ›gut genug‹ sein, um ein ganzes Leben lang anzudauern.«

In meiner langjährigen Erfahrung als Gynäkologin habe ich mit meinen Patientinnen regelmäßig anonyme Befragungen durchgeführt (die weiterhin stattfinden), um Aufschlüsse darüber zu gewinnen, welche Frauen sich in welcher Lebenssituation wie fühlen, welche erotischen Wünsche sie haben und wie sie sie ausleben. Denn als Gynäkologin bin ich zwar in erster Linie Ärztin, aber immer wieder auch Psychologin und Sexualtherapeutin. Die Erkenntnisse aus diesen Befragungen wie auch die aus meiner telefonischen Sexualsprechstunde und Internetchats sind eine Grundlage für dieses Buch. Die wichtigste Motivation aber liegt darin, Frauen dazu zu ermutigen, ihr ganz persönliches »Lustprinzip« zu entdecken und es auch im Alltag zu leben. Lust ist gewonnene Lebensenergie – egal ob es um die Lust und Liebe für den eigenen Beruf geht, um die Lust auf spontane Reisen und Entdeckungsausflüge, um die Lust auf saure Gurken oder Himbeereis oder eben um die Lust auf Sex. Wichtig ist zu wissen, wie und warum Lust eigentlich entsteht, wie sie funktioniert, welche Faktoren sie beeinflussen und was jeder dafür tun kann, damit sie sich auch erfüllt.

Darum: Hören Sie auf Ihre Körperintelligenz! Sie ist ganz individuell, sehr intim und eine gute Ratgeberin. Und falls Ihr Partner verwundert fragt, warum Sie mit anderen Männern flirten, wieso Sie plötzlich die Reiterstellung bevorzugen und weshalb Sie heute gar keine Lust haben und lieber im Flanell-Schlafanzug und mit Chips-Tüte bewaffnet einen Kitschfilm anschauen wollen, als mit ihm zu schlafen, können Sie gelassen lächeln und antworten: »Weil es mir so gefällt!« Er wird Sie gerade deshalb lieben.

LEBEN SIE IHR GANZ

PERSÖNLICHES

LUSTPRINZIP,

DENN ES IST PURE

ENERGIE UND LIEBE.

Danke!

Ganz herzlich möchte ich allen danken, die bei diesem Buch mitgewirkt und die mich unterstützt haben. Ohne diese Menschen hätte es dieses Buch nie gegeben.

An erster Stelle danke ich meinen Patientinnen, die sich mir anvertrauten, sowie meinen Mitarbeiterinnen, die mich in der täglichen Arbeit begleiten.

Von Herzen danke ich Annette König für ihren großartigen Einsatz, für ihre kreativen Worte, ihren Witz und ihre Ideen. Liebe Annette, tausend Dank. Du hast es wunderbar gemacht!

Ganz besonders möchte ich meiner Agentin Lianne Kolf mit ihrer gesamten Agentur danken, die sich für die Buchidee begeistern ließ und den Kontakt zum Verlag herstellte.

Mein ausdrücklicher Dank gilt nun dem Kösel Verlag, insbesondere dem Verleger Dr. Martin Scherer, der Presseleiterin Susanne Klumpp und Helga Röder im Sekretariat des Lektorats. Eine bessere Zusammenarbeit und Unterstützung hätte ich mir nicht vorstellen können. Danke, dass Sie alle von Anfang an von diesem Buchprojekt so inspiriert waren. Darüber hinaus möchte ich mich bei allen Verlagsmitarbeitern in der Herstellung, im Druck, Vertrieb und Marketing bedanken, die ich nicht kennengelernt habe.

Ein besonderer Dank geht an meine Verlagslektorin Ulrike Reverey, die mich so wunderbar unterstützt. Liebe Frau

Reverey, es macht einfach große Freude, mit Ihnen zusammenzuarbeiten.

Last but not least möchte ich meiner Tochter Eva-Maria und meiner Familie sowie allen meinen Freunden danken, darunter besonders Tanja Simon und Claudia Gerner, die immer ein offenes Ohr für mich hatten und das Manuskript in seiner Entstehungsphase gelesen haben.

Zum Weiterlesen

Betz, Robert: *Willst Du normal oder glücklich sein.* Heyne, München 2011
Betz, Robert: *Wahre Liebe lässt frei.* Integral, München 2009
Breitenbach, Verena: *Anti-Stress-Training, CD:* Neptun Media, München 2007
Breitenbach, Verena: *Endlich gesund. Erfahrungen mit Magnetschmuck & -accessoires.*Kiga-Fachverlag, Bingen 2012
Breitenbach, Verena: *Gebete für Frauen*: Kindle Edition
Breitenbach, Verena: *Gedichte von der Liebe*: Kindle Edition
Breitenbach, Verena, Esser, Martin: *Spüre Deine Urkraft*, Mankau, Murnau 2009
Breitenbach, Verena: *frau sein.* Wiedemann Verlag, Münsingen 2010
Carnegie, Dale: *Sorge Dich nicht, lebe*: Fischer, Frankfurt 2011
Cox, Tracey: *Pocket Super Sex*: Dorling Kindersley, München 2012
Dalai Lama: *Ratschläge des Herzens*: Diogenes, Zürich 2005
Evatt, Chris: *Männer sind vom Mars, Frauen von der Venus: Tausend und ein kleiner Unterschied zwischen den Geschlechtern*: Piper, München 2005
Krautwald, Ulja: *Die Geheimnisse der Kaiserin: Fernöstliche Strategien für Frauen*: Piper, München 2006
Reichelt, Karin, Uhl, Dagmar: *Die neun großen Frauenmittel der Homöopathie*: Gräfe und Unzer, München 2010
Kenkelies, Michaela: *Die schönsten Liebesgedichte*: Piper, München 2004
Pinkola Estés, Clarissa: *Die Wolfsfrau – Die Kraft der weiblichen Urinstinkte*: Heyne, München1997
Fischer, Heide: *Frauenheilbuch: Naturheilkunde, medizinisches Wissen und Selbsthilfetipps für eine ganzheitliche Frauengesundheit:* Nymphenburger, München 2004
Franckh, Pierre: *Glücksregeln für die Liebe:* Ullstein, Berlin 2007
Freud, Sigmund: *Drei Abhandlungen zur Sexualtheorie*: Kindle Edition und Fischer, Frankfurt 2007
Gray, John: *Frauen sind anders, Männer auch*: Goldmann, München 1998
Gray, John: *Jeden Tag mehr Liebe*: Goldmann, München 1999
Haeberle, E.J.: *Die Sexualität des Menschen*: deGruyter, Berlin 1983

Hauch, Margret (Hg.): *Paartherapie bei sexuellen Störungen: Das Hamburger Modell: Konzept und Technik:* Thieme, Stuttgart 2005
Hite, Shere: *Frauen und Liebe. Der neue Hite-Report*: C. Bertelsmann, München 1992
Hite, Shere: *Hite Report. Das sexuelle Leben der Frau*: Goldmann, München überarb. Ausgabe 1997
Hite, Shere: *Hite Report. Das sexuelle Leben des Mannes*: C. Bertelsmann, München 1982
Hooper, Anne: *Das Kamasutra: Die Kunst der Sinnlichkeit:* Dorling Kindersley, München 2000
Hooper, Anne: *Perfect Sex*: Dorling Kindersley, München 2006
Küstenmacher, Werner Tiki, Seiwert, Lothar J.: *Simplify your life*: Campus, Frankfurt 2006
Lang-Reeves, Irene: *Beckenbodentraining*: Gräfe und Unzer, München 2012
Mohr, Bärbel und Manfred: *Das Wunder der Selbstliebe: Der geheime Schlüssel zum Öffnen aller Türen*: Gräfe und Unzer, München 2011
Mohr, Bärbel und Manfred: *Fühle mit dem Herzen und du wirst deinem Leben begegnen*: Koha, Burgrain 2012
Möller, Michael Lukas: *Die Wahrheit beginnt zu zweit. Ein Paar im Gespräch*: Rowohlt, Reinbek 1994
Northrup, Christiane: *Frauenkörper – Frauenweisheit: Wie Frauen ihre ursprüngliche Fähigkeit zur Selbstheilung wiederentdecken können*: Goldmann, München 2010
Ohlig, Adelheid: *Luna-Yoga: Der sanfte Weg zu Fruchtbarkeit und Lebenskraft. Tanz- und Tiefenübungen*: Goldmann, München 1991
Osho: *Das Buch der Frauen. Die Quelle der weiblichen Kraft*: Ullstein, Berlin 2004
Paget, Lou: *Der perfekte Liebhaber: Sextechniken, die sie verrückt machen*: Goldmann, München 2001
Paget, Lou: *Die perfekte Liebhaberin: Sextechniken, die ihn verrückt machen*: Goldmann, München 2000
Pease, Allan und Barbara: *Warum Männer nicht zuhören und Frauen schlecht einparken*: Ullstein, Berlin 2000
Schäfgen, Maria: *Homöopathie bei sexuellen Störungen*: Haug Sachbuch, Stuttgart 2010
Thirleby, Ashley: *Das TANTRA der Liebe – Eine Einführung in die altindische Liebeskunst*: Ullstein, Berlin 1982

Kontakt

Wenn Sie sich für Vorträge oder Seminare mit Dr. med. Verena Breitenbach interessieren, nehmen Sie bitte Kontakt auf über:

Praxis Dr. med. Verena Breitenbach
Tel.: 07391 / 70 33 70
Mail: praxis@dr-breitenbach.de

Oder auf *Facebook* und *Twitter*

Nähere Informationen über die von ihr entwickelten Magnete und andere Produkte im Gesundheitsbereich sowie über weitere Buchpublikationen finden Sie auf ihrer Website:

www.dr-breitenbach.de

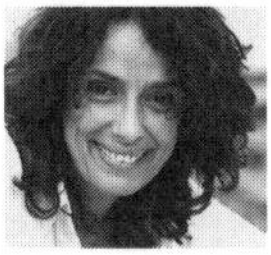